江南文化研究

明清江南儒医的守正与通变

杨奕望 著

上海人民出版社 上海书店出版社

出版说明

江南文化是长三角地区共同的精神家园，是长三角区域高质量一体化发展的文化基础。为推动江南文化研究的深入开展，推出一批江南文化创新研究的最新成果，在上海市委宣传部的直接指导和宣传部理论处、市哲学社会科学规划办公室的大力支持下，上海市社会科学界联合会组织开展了“江南文化研究”系列课题研究工作。经专家评审鉴定，19 项课题成果顺利结项。评审专家对系列课题研究整体质量表示肯定，认为课题成果总体体现了沪上江南文化研究的较高水准，既有对江南文化的总体框架性研究，也有针对江南文化重大问题的具体专题性研究，一定程度上填补了江南文化研究的一些空白领域，在江南文化研究的理论提升方面也有所突破。经遴选，挑选其中 8 项富有一定创造性和创新价值的研究成果以“江南文化研究”丛书的形式公开出版，为推动打响“上海文化”品牌，服务长三角高质量一体化发展贡献力量。

总 序

熊月之

江南文化是中华文化家园中的重要组成部分，是江南人民在漫长历史中创造的、有别于其他区域、极具活力的地域文化。

江南，泛指长江以南，不同时期内涵有所不同，有大江南、中江南、小江南之分。所谓“大江南”，泛指长江中下游地区，有时也包括长江上游部分地区；所谓“中江南”，主要指长江下游地区，包括江西一带；所谓“小江南”，主要指长江三角洲及周边地区。先秦时期所说江南多指大江南，唐代以后所说江南多指中江南，明清以来（包括今人）所说江南多指小江南。小江南亦有基本范围与核心范围之分，基本范围以太湖流域为中心向东、西两侧延伸，包括今江苏南京、镇江地区，浙江绍兴、宁波等地区，也包括安徽芜湖、徽州等地区，江西的婺源及长江以北的江苏扬州、泰州、南通等地区；核心范围仅指太湖流域，包括南京、镇江、常州、无锡、苏州、杭州、嘉兴、湖州与上海。

江南地区山水相连，壤土相接。自秦汉至明清，两千多年间，其行政建置，先为一体，唐代同属江南道，明代大部分属南直隶，清代前期大部分属江南省；后为毗邻省份，乾隆二十五年（1760）以后分属江苏、安徽、浙江三省。彼此人民语言相近，习俗相通，有无相济，流动频繁，认同感强，亲密度高，故文化一体化程度很高。

关于江南文化特质，学界已有很多种各能自洽的概括，今后一定还会有很多种概括。据我有限目击，以下四个方面是为较多学者所述及的。

其一，开放包容，择善守正。

江南地区经济文化的发展，得益于持续的开放与交流。

秦汉时期，江南地区地广人稀，经济文化落后于中原地区，东晋以后才快速发展，很重要一个原因，便是由于中原战乱。西晋永嘉之乱、唐代安史之乱与宋代靖康之乱，使得中原大量人口向江南迁移。北人南迁不是难民零星迁移，而是包括统治阶层、名门望族、士子工匠在内的集群性迁移，是包括生产方式、生活方式、文化知识、价值观念、审美情趣等在内的整体性文化流动，即所谓"衣冠南渡"，这对江南影响极大。这种迁移，从全国宏大范围而言，是中国内部不同区域之间的迁移，但对于江南而言，则是一种全面的文化开放与交流交融。

江南地区的开放，也包括面向世界的开放。古代中国与东亚以外的世界联系，主要通过两个方向，即今人所说的两条丝绸之路。一条是西汉张骞出使西域打通的横贯亚洲、联结亚欧非三洲的陆路丝绸之路；另一条是海上丝绸之路，形成于秦汉时期，发展于三国隋朝时期，繁荣于唐宋以后。前者以长安为起点向西，与东南沿海地区没有太大关联；后者或以泉州、广州为起点，或自杭州、扬州等港口直接出航，所载货物，或为丝绸，或为瓷器等，这就与江南地区有了直接关系。中国历史上，凡是偏向于东南地方的政权，都比较重视海洋。宋朝注意发展市场经济，拓展海上贸易。朝廷带头经营，民间积极参与，江南地区处于对外贸易前沿，江阴、青龙镇、刘河、温州、明州（今宁波）、乍浦、上海，都曾是重要港口。

江南文化长期引领中国对外开放潮流。明末清初，徐光启等知识分子与来华的西方传教士利玛窦等人，共同掀起第一波西学东渐热潮，将《几何原本》等大批西学介绍到中国来，其中代表性人物徐光启、杨廷筠、李之藻、王锡阐等，都是江南人。鸦片战争以后，上海成为第二波西学东渐中心，其代表性人物，李善兰、徐寿、华蘅芳、徐建寅、王韬、马相伯、李问渔等，也都是江南人。五四前后介绍马克思主义热潮中，亦以江南人为多，陈独秀、陈望道、沈玄庐、瞿秋白、张太雷、恽代英等，均为江南人。

江南地区在吸收大量来自外地、外国优秀文化的同时，一直有自己的选择与坚持。诚如近代思想家苏州人冯桂芬所说，“法苟不善，虽古先吾斥之；法苟善，虽蛮貊吾师之”，吸收的过程，就是比较、鉴别与选择的过程，吸收精华，排斥糟粕，唯善是从，坚守优秀。海纳百川与壁立千仞，开放与坚守，是高度统一的，其标准便是唯善是从。明清时期江南学术、文学、艺术的全面兴盛，便是典型。近代以来的海派文化，则是以江南文化为基础，吸收了西方文化的优秀部分发展起来的。

其二，务实创新，精益求精。

无论是经济领域，还是文化领域，江南人都相当务实，勇于创新，秉持实践理性。江南多数地方自然禀赋优越，气候温润，土壤肥沃，物产丰盛，人们容易解决温饱问题，故读书人多，识字率高，所以，江南进士、举人比例特高。但科举仕途太窄，绝大多数读书人在由学而仕的道路上行走不通。于是，他们除了务农，还有很多人当了塾师、幕僚、账房、讼师及各种专业性学者或艺术人才。他们有文化，竞争力强。无论何种领域，从业人员愈多，则分工愈细，分工愈细则创新能力愈强。康熙雍正年间，苏州加工布匹、丝绸的踹坊，就有 450 多家，苏州工艺种类多达五十余种，且加工精细，水平高超。苏绣、苏玉、苏雕、竹刻、“四王”的绘画，顾炎武、钱大昕、阎若璩的考据，方以智的哲学，桐城派的文学，各种顶尖的学术、艺术，都是沿着精益求精路子，获得成功的。

务实创新，精益求精，使得江南文化成为中华文化精致绚烂的时尚中心与审美高地。诚如明代人评论以苏州为核心的吴地文化时代所言：“夫吴者，四方之所观赴也。吴有服而华，四方慕而服之，非是则以为弗文也；吴有器而美，四方慕而御之，非是则以为弗珍也。服之用弥博，而吴益工于服；器之用弥广，而吴益精于器。是天下之俗，皆以吴侈，而天下之财，皆以吴啬也。”[1]

最为典型的例证，是清朝宫廷对苏州艺术的欣赏与垂青。学术界研究成果表明，明清两代紫禁城，从自然景观到人文环境，都浸润着苏州文化元素。紫禁城是苏州工匠领导建造的；皇家建筑使用苏州金砖、玲珑的太湖石、精美的玉雕山景；宫廷殿堂使用苏造家具，墙壁贴着吴门画派的山水画，屋顶挂着苏州花灯，桌上摆着苏州钟表，衣饰、床帐、铺垫为苏州刺绣，吴罗、宋锦等织绣；皇室享用的绣品，几乎全出于苏绣名艺人之手，服饰、戏衣、被面、枕袋帐幔、靠垫、鞋面、香包、扇袋等，无不绣工精细、配色秀雅、寓意吉祥。康熙、乾隆皇帝十二次南巡，前后在苏州驻留 114 天。乾隆皇帝对于苏州文化，已经到了痴迷的地步。孔飞力说，江南是让清朝皇帝既高度欣赏又满怀妒忌的地方。如果有什么人能让一个满族人感到自己像粗鲁的外乡人，那就是江南文人；如果有什么地方让清朝统治者既羡慕又恼怒，那就是江南文化，“凡在满族人眼里最具汉人特征的东西均以江南文化为中心：这里的文化最奢侈，最学究气，也最讲究艺术品位。”如果满人在中国文化面前失去自我的话，那么，正是江南文化对他们造成了最大的损害。[2]

这一特点到了近代，更为突出。穆藕初以一个普通的海归，能在不太长的时间里成为全国棉纺业大王，陈光甫能在金融业中脱颖而出，商务印书馆能长期执中国出版业之牛耳，难计其数的以精致著称的“上海制造”，都是务实创新、精益求精的结果，都是务实创新、精益求精的典型。当代江南，万吨水压机、人造卫星，神威·太湖之光超级计算机、蛟龙号深海探测船、上海振华龙门吊等大国重器不断涌现，无不体现江南人务实创新、精益求精的品格。

其三，崇文重教，坚强刚毅。

江南普遍重视文化，重视教育。归有光说：“吴为人材渊薮，文字之盛，甲

[1] 章潢：《三吴风俗》，《图书编》卷三六。

[2] [美] 孔飞力著：《叫魂：1768 年中国妖术大恐慌》，陈兼、刘昶译，上海三联书店 1999 年版，第 94 页。

于天下。”[1] 江南地区自宋代以来便书院林立，讲学兴盛，明代无锡东林书院、武进龙城书院、宜兴明道书院、常熟虞山书院、嘉兴仁文书院，清代苏州紫阳书院、杭州诂经精舍、南京钟山书院等，不胜枚举。江南所出文人儒士之众，诗词文章之繁，为天下之最，苏州作为“状元之乡”的名声早已举世闻名。科举之外，凡与文相关的方面，文赋诗词、书法绘画、戏曲音乐、雕刻园林，江南均很发达。当代江南所出两院院士，在全国人数最多，比例最高。

江南民性有小桥流水、温文尔雅一面，也有金刚怒目、坚强刚毅一面。宋末元军南下，在江南遭到顽强抵抗，常州以 2 万义军抵抗 20 万元军的围攻，坚守半年，被誉为“纸城铁人”。明初宁海人方孝孺，面对朱棣的高压，宁愿被诛十族，也不愿降志辱身，成为刚正不阿的千秋典范。清兵南下，江阴、嘉定、松江、浙东都爆发了气壮山河的抗清斗争，涌现出侯峒曾、黄淳耀、陈子龙、夏完淳、张煌言等一批刚强激越的英雄。绍兴人刘宗周宁愿绝食而死，也不愿入清廷为官。近代章太炎、徐锡麟、秋瑾，均以不畏强权、铁骨铮铮著称于世。江南人在这方面已经形成了延绵不绝的文化传统。越王勾践卧薪尝胆的故事，每到改朝换代之际，就会转化为强大的精神力量。顾炎武的名言“天下兴亡，匹夫有责”，早已成为妇孺皆知、沦肌浃髓的爱国主义营养。

其四，尚德重义，守望相助。

江南文化具有浓厚的宗教性内涵，信奉佛教、道教者（包括信奉妈祖）相当普遍，民众普遍尚道德，讲义气，重然诺。徽商、浙商、苏商均有儒商传统，崇尚义利兼顾。这种传统到了近代上海，就演变为讲诚信，守契约，遵法治，其中相当突出的现象是商业规范与信用系统的建立。诚如著名实业家穆藕初所说：数十年来，“思想变迁，政体改革，向之商业交际，以信用作保证者，今则由信用而逐渐变迁，侧重在契约矣。盖交际广、范围大，非契约不足以保障之”。

贫富相济，守望相助，是江南社会一大特色。近代以前，江南慈善事业就相

[1] 归有光:《震川先生集》卷九，周本淳点校，上海古籍出版社 2007 年版，第 191 页。

当普遍而发达，设立义田、义庄、义塾以资助贫困子弟读书，设立育婴堂、孤儿院、清节堂等慈善机构，以救助鳏寡孤独等弱势群体，是江南社会重要传统。古代中国最早的义庄，便是宋代范仲淹在苏州所设。近代以后，上海则是全国城市慈善事业最为发达的地方，也是全国慈善救助中心。近代上海有二百多个同乡组织，他们联系着全国各地，每个同乡组织都有慈善功能。从晚清到民国，全国性慈善中心上海协赈公所就设在上海。从事慈善组织活动的中坚人物，经元善、盛宣怀、谢介福等，都是江南人。每遇内地发生水灾、旱灾、传染病与战乱，上海慈善组织总是发挥领头与关键性救助作用。

以上四点，或从整体精神方面，或从经济、文化与社会方面，共同构成了江南文化的普遍性特点。这些特点，植根于江南历史，体现于江南现实，是江南地区的共同精神财富，也是我们今天所倡导和正在进行的长三角一体化文化认同的基础。

长三角地区一体化，有个从自发到自觉的发展过程。历史上，从杭州到扬州运河的开通，太湖流域多项水利工程，近代沪宁铁路、沪杭甬铁路的开通，长三角区域内河航线轮船的运行，多条公路的运行，密切了长三角内部的联系。这可视为长三角地区一体化的自发行为。

长三角地区地形的多样化，导致地区内物产的多样性，有利于区域内经济品种专业化程度的提高。自宋代以后，地区内就形成了产粮区、桑蚕区、植棉区、制盐区的有机分工，这也促进了地区内的人员流动。包括商人、学人、技术人员在内的各种人员，在区域内的频繁流动，诸如徽商到杭州、苏州、常州、扬州等地创业，绍兴师爷到江苏、安徽等地发展，近代宁波、温州、绍兴、无锡、常州、合肥、安庆等地无数商人、学人、艺人到上海谋发展。这可视为长三角地区一体化的自然基础与人文基础。

江南文化是长三角地区共同的文化标记。吴韵苏风、皖韵徽风、越韵浙风和海派文化，虽各具特色，但都是江南文化一部分，或是在江南文化基础上发展起来的。要推动长三角更高质量一体发展，比以往任何时期都更加需要江南文化提供精神资源和精神动力。

江南文化是内涵极其丰富的宝藏。对于江南文化的研究，可以从多领域、多角度、多方法入手。由上海市哲学社会科学规划办公室和上海市社会科学界联合会策划的这套“江南文化研究”丛书，涉及士人生活、江南儒学、典型家族、家风家训、海派文化、医药文化、近代报刊与新型城镇化等诸多方面。它们有的从宏观上整体把控江南文化的特征与变迁，勾勒出文化史的发展线索；有的则从某一领域着眼，深入发掘儒学、医学、新闻学等在江南这片土地上结出的硕果。书中既有能总括全局的精深见解，也不乏具体而微的个案研究。各位作者，都在相关领域里长期耕耘，确有创获，或独辟蹊径，或推陈出新。这套丛书中的作品均经上海社联邀请相关领域学者严格评审、遴选，它的出版必能为江南文化研究提供新的视角与成果。

江南文化研究的先哲顾炎武，曾将原创性学术成果比喻为“采山之铜”。可以相信，这批成果的问世，对于拓展、深入理解江南文化的内涵，对于推动江南文化研究，对于推动长三角地区一体化，都会有重要的价值。

特此遵嘱为序。

2021 年元月 23 日

目录

前言

宋室南迁，伴随全国经济、政治中心的南下，医学文化中心也开始由北向南的转移过程，据王九林《医学文化中心的南迁》一文，这在元代基本完成，以长江中下游地区为代表的江南医学已显雏形，延至明代始形成苏、浙、皖并盛格局。明清时期，医学人物在江南集中、汇聚的趋势更为凸显。

一、医学交流的重镇

明清两代的长三角地区，逐步成为医学知识传播、学术交流的重要区域，也是江南医药文化的首善之地。国医大师何任在其《江南中医学家学术成就及其盛衰渊源考》一文指出，以长江三角洲作为整体江南地域，实际涵盖江苏（主要指苏南）、浙江，以及江西、安徽的靠近江浙之区域。书中列举明代江南最有成就与贡献的名医个体，包括戴元礼、楼英、薛己、孙一奎、方有执、王肯堂、陈实功、缪希雍、张景岳、赵献可、吴有性、李中梓、张卿子，共 13 人；清代江南名医则包括喻昌、张志聪、徐彬、程林、尤怡、张石顽、程国彭、柯琴、叶桂、薛雪、吴谦、徐大椿、沈金鳌、魏之琇、余霖、赵学敏、王士雄、王泰林、费伯雄、陆九芝、吴师机、马培之、张聿青、余听鸿、周学海、陈莲舫、张山雷、恽铁樵、曹炳章（末三位实为清末民国时期医家，曹氏卒年1956年），达29位之多。进一步查阅地方史志家族宗谱，明清江南医家人数不下千位，所组成的医家群体构建出江南医药文化的独特景观，其中也多与上海有着深厚的渊源。

二、海上医学的拓展

《礼记·曲礼下》曰："医不三世，不服其药。"我国世家医学，首推江南何氏，始于南宋，瓜瓞延绵至今29代。仅明代上海地域内，何氏医学形成松江和奉贤两大分支，成名医家40余位，不少担任太医院院使、副使、御医等要职（如何谦、何震、何广、何严、何全、何员、何凤春、何九经、何十奇、何从政等）。江南何氏医学，被誉为"不仅在我国历史上诚无多见，即在世界医史上，亦从未之闻"（朱孔阳《历宋元明清二十余代重固名医何氏世系考》）。上海本地医家为数众多，如明清之际松江李中梓，究心岐黄四十载，与名儒名医王肯堂、陈继儒、秦昌遇、施沛、喻昌等交流切磋医术。李中梓"既能淹取前贤之精华，又有新的创见"（裘沛然《中医历代各家学说》），海派医学特色由此开始形成；代表作《内经知要》《医宗必读》，寓普及于提高之中，成为医学入门佳作。从学者众多，大多来自苏州府、松江府、杭州府、湖州府等地，李氏医学一传沈朗仲，再传马元仪，三传尤在泾，发展为"士材学派"，弟子门生遍及长三角地区、流布全国，使明清江南医学踵事增华。而早在明永乐年间，家住上海县汉成里的医家陈常走出国门，跟从郑和出使西洋，随船从事航海医疗保健，于永乐、宣德年间两度远航，十年内三度往返，到达30多个国家，沿途传播中国传统医学。青浦崧泽儒医顾定芳，经举荐、考核，以出色医术人品进入京城，明嘉靖十七年（1538年）留职圣济殿御药房、出任御医；顾氏翻刻的宋嘉祐本《黄帝内经素问》，迄今仍是校勘《内经》之最佳底本。晚明文学家、松江儒医冯时可，著述宏富极具文名，一生游宦四十余载，编撰的《众妙仙方》载方1600多个，使简便、廉验的方药嘉惠西粤、郧襄等偏远地区百姓。明末科学家、政治家徐光启的《农政全书》，收录朱橚《救荒本草》和王磐《野菜谱》两部本草著作，对于中医药在海内外的推广影响深远。

三、海派医学的催生

清初松江医家王宏翰，加入天主教，与耶稣会士研讨西学；代表作《医学原始》，选取中医经典及宋元诸家之说，并接受西医观点，力求“致知格物、洞彻性理”，被称为“中西汇通第一家”（宋树立《中西汇通第一家：王宏翰》）。徐子瞻、李用粹、刘道深与沈元裕，医术高超，声名鹊起，均为康熙年间上海四大著名医家。清代中后期，上海本土医家怀远、陆廷珍、顾兰荪、蔡小香、刁步忠等，医术卓然，惠泽沪上，名驰江南。金山世医顾观光，博通经传史子百家，主张“中西之法可互相证，而不可互相废”（张文虎《舒艺室杂著》甲编卷下《顾尚之别传》），并精研天文、历法、力学、微分诸学；同时，顾氏向以行医为业，所辑复的四卷本《神农本草经》，采之北宋《证类本草》，且辑佚、训诂均属上乘，为业内公认的《本经》是最佳辑本之一。青浦十九代世医陈莲舫，光绪年间五次奉诏入京为光绪帝与慈禧治病，疗效显著，赐为御医“国手”；陈氏门人300余众，北至黑龙江、南到两广，学术影响跨越江南遍及海内。医疗诊治的需求，也带动药铺、药行、药会的迅速发展。上海地区有文字记载的最早民间中药店，是明万历三年（1575年）川沙奚述山开设的药铺“长生药材”，自制的“紫金锭”在明代后期名播江南。清代最早在上海开业的，则是姜宾远于康熙三十四年（1695年）在小南门仓桥街钩玉弄口建立的“姜衍泽堂”，治疗跌打损伤的“麝香宝珍膏”，功效显著闻名于世。清中后期，童涵春、徐重道、雷允上等相继开设，上海地区药房大量出现。为规范业内竞争、实现共存共荣，乾隆五十三年（1788年），上海首个中药业行会组织药业公所建立。随着上海中医药的不断发展，药业会馆、参业公所等多个中药行会相继成立。它们议定药价、制定行规、调解纠纷，对维护上海中药业经营秩序发挥作用，此举也很快为江南诸多同行所效仿。

开埠后的上海，中医药发展与日俱增，更有众多江南名医陆续迁居上海，如海宁王士雄、桐乡陆以湉、元和陆九芝、新阳赵元益、常州周雪樵、武进孟河四家中之巢崇山、费绳甫等，他们在沪上行医开业、治病救人，著书立说、翻译西学，创办报刊、兴办教育等。例如赵元益，自1869年起在上海任职于江南制造局翻译馆长达30年，笔述西医药著作《儒门医学》《西药大成》《内科理法》《保全生命论》等9种，弟子丁福保赞之“为输入泰西医学之一大关键，至今学者犹宗师而俎豆之”（丁福保《历代名医列传》序）。赵氏还在申城组织医学善会，呼吁设医院以开医术，提倡中西医学“医异而验同”，为推动近代中西医学交流不遗余力。又如周雪樵，1904年在上海南市创办《医学报》，这是我国近代史上第一份由国人创办的中医报纸；《医学报》的宗旨是“独辟町畦，熔铸中外，保存国粹，交换知识”（周雪樵《医学报》1904年第5期《惠书汇复》），主张改良中国医学，倡导引进西医西药，成为清末中国医学界的舆论领导力量，也是中医界觉醒的重要标志。这些医家共同利用上海地域优势，将江南中医药文化植根于沪上，使之发扬光大，同时勇于借鉴欧美文化、西方医学，催生出独特的、海派医学文化。

拙著在搜集、整理明清时期上海医家（祖籍、出生或迁居上海）的相关资料后，选择其中代表性的18位医家进行个案研究，采用文献搜集与考订、个案研究法、比较研究法、系统分析法等方法，涉及历史学、文献学、医学史、中医学等多学科的交叉研究。尝试从江南地域、儒医修养、医德病患、中西汇通四个方面，分章梳理他们的学术源流、交往互动，展示明清时期江南儒医的守正与通变，体现江南文化对于上海医药传承的影响；进而分析明清时期上海医学对于江南乃至全国医药文化的学术辐射及引领作用。

江南地域篇

“江东子弟多才俊”，开放包容、兼收并蓄的江南文化孕育出一代代豪杰才隽，江南医学流派、医学世家便是一道独特风景线。何氏医派是其中的杰出代表，在江南文化浸润下，历经数百年变迁，瓜瓞绵绵，名医辈出。通过幼蒙庭训、子承父业等方式，儒医风范世代相传，形成了稳定、成熟的何氏医学。又如康熙年间“上海四大名医”之一的李用粹，诊治疾病有着鲜明的江南地域特色，其代表作《证治汇补》较多采纳王肯堂、李士材、皇甫中、方縠、张三锡等江浙沪名医的学术观点。书中删繁存要、补缺正奇的学术主张，也为江南地域医学的传承发展添砖加瓦。

几乎同一时期，长洲过孟起业儒擅医、兼通戏曲，属“苏州派”昆剧作家群成员，曾参与传奇剧《定蟾宫》撰写；医药学方面，过氏编撰《吴中医案》，重刻《仙传痘疹奇书》，尤其辑佚的三卷本《本草经》是清代《神农本草经》之最早辑本。几乎同一空间，吴郡医家马元仪师从沈朗仲，兼师李中梓，私淑喻嘉言，参阅《张氏医通》；且言传身教，造就尤在泾、汪光爵等大医。晚年马氏增订其师沈朗仲手定原本《病机汇论》，勘校得失、添补按语，《病机汇论》实为“士材学派”最完全之书，让医学薪火在江南乃至全国延绵传递。清末，孟河费氏医学嫡传费绳甫来到上海，其“和缓醇正”的医风、高妙超群的医术，以善治危、大、奇、急诸病脱颖而出，成就了“申江第一名医”之美誉。江南文化的主要内涵，呈现出宅心仁厚的医德医风、匠心独具的医技医术，血脉相传，历久弥新。开埠后的上海，更为这些江南名医提供了更大的舞台。

第一节　江南文化视域下明清上海何氏世医的承启

先秦时期江南的生产、生活方式，《史记》将之称为“饭稻羹鱼”“火耕水耨”，不同于北方的旱作农业或游牧文化，它主要由长江中下游特殊的气候、土壤、水文等自然条件决定的。本书所称江南的地域范围，取自李伯重[1]、刘石吉[2]等当代史家的观点，明清江南指太湖“八府一州”地区，即苏、松、常、镇、应天（江宁）、杭、嘉、湖八府及苏州府划出的太仓州。今天的长江三角洲一带，无疑构成了江南文化的中心区域。

在中国历史大变迁中，随着南宋以后政治、经济中心的南移，江南逐渐成为中国经济和文化最为发达的区域，明清更臻极盛。江南文化由此也从一个地域文化（可称为吴越文化，其与岭南文化、齐鲁文化等文化形态并列），逐步转变为中国文化的第三个文化高地。第一个高地是先秦文化，第二个高地是汉唐的中原文化，第三个阶段即是宋代以后的江南文化[3]。

一、江南文化的主要内涵

近年来，国内外学者就江南文化的相关特质和内涵进行考察。如马学强[4]认为，讲技巧、重知识，读书风气盛行、重视商业是江南文化的特质。刘士林[5]指出，江南文化本质上是以诗性文化为根本特征的。朱庆葆[6]主张，开放包容与

[1] 参见李伯重：《简论“江南地区”的界定》，《中国社会经济史研究》1991 年第 1 期。

[2] 参见刘石吉：《明清时代江南市镇研究》，中国社会科学出版社 1987 年版，第 1 页。

[3] 参见王战：《江南崛起的文化密码》，《探索与争鸣》2019 年第 2 期。

[4] 参见马学强：《江南文化：上海的人文资源》，《社会科学报》2002 年 10 月 24 日第 4 版。

[5] 参见刘士林：《江南都市文化的历史源流及现代阐释论纲》，《学术月刊》2005 年第 8 期。

[6] 参见朱庆葆：《江南文化的三个核心内涵》，《文汇报》2019 年 4 月 9 日第 7 版。

敢为人先、崇文重教与精益求精、尚德务实与义利并举是江南文化的三个核心内涵。王战[1]进一步提出，书院文化、移民文化、三教互鉴的宗教文化、诚信文化、重商文化等是江南文化的特质。借鉴前辈学者的观点，笔者试将江南文化的内涵概括为四点：

（一）崇文重教，诗礼传家

江南一带素有崇文重教、诗礼传家的浓郁风气。家学、私塾遍布城乡，殷实之家皆有读书、考举、入仕之意。而作为士人讲学读书场所，江南书院林立、学风炽盛。其中，知名者如江宁钟山书院、苏州紫阳书院、杭州敷文书院等。书院院长通常由学界名儒或学术精英出任。书院通过办学、讲学、游学等交流方式，促进时人读书求知、明礼敦化、崇儒尚学。明清两代江南一带的书院，远胜全国平均水平，如清代浙江省的书院数量达436所之多[2]。读书习儒的良好社会环境下，江南成为明清时代的“科举之乡”，诞生的科举状元几半天下。

（二）务实笃行，诚信重商

明中期以来，浙江余姚王阳明创“心学”，主张“知行合一”，实践中实现良知；江苏昆山顾炎武则提出“经世致用”思想，实学思潮也应运而生，强调谨慎求证的治学态度，注重实事求是的学术精神。这与西方的科学精神有着契合之处，一旦接触外来的先进器物和制度，绝非贸然排斥，倒是主动学习、积极效仿的可能性居多。故江南地区的知识精英及士绅阶层，执意拒斥西学者较少，学习仿效者甚多。此外，“工商亦为本业”思想在近世江南广为流传，经商治生形成

[1] 参见王战：《江南崛起的文化密码》，《探索与争鸣》2019年第2期。
[2] 邓洪波：《中国书院史》（增订版），武汉大学出版社2012年版，第451页。

一股潮流，商人地位大大提高。江南很多地方，士、商关系融洽，读书业儒与经商行贾并行不悖，形成了诚信经商的价值取向。

（三）精细雅致，追求诗性

浸润于江南文化的母体，江南人士拥有精巧雅致、细腻浪漫的文化气质，有学者更直接以诗性文化作为江南文化的根本特征。在这种追求诗性的艺术旨趣下，明清时期的江南文人学者，一面积极参加科举考试，努力实现儒家治国平天下的固有传统；一面孜孜不倦于书文、诗画等艺术创作，可谓书画名作辈出，为后世留下了珍贵的艺术财富。明代华亭董其昌和陈继儒，即是江南极负盛名的画家。入清后，江南画坛仍呈现繁荣情形。与绘画并称的书法艺术，在明清江南同样人才济济。作为南都的金陵，汇集不少书法大家，如何良俊、徐霖等，可谓书家济济，声势浩大。

（四）开放包容，兼收并蓄

江南文化的形成与移民文化紧密相连。自秦汉起，就不断有北方民族南下，尤其南宋中央政权南移后，形成北方民众南迁高潮，正所谓“衣冠奔踣于道者相继”[1]。给江南地区带来大量外来人口的同时，也促进了不同地域文化的流动和传播。且由于移民来源的广泛分散，形成了具有多样性、开放性特点的文化形态。江南地区的文化面貌正是在持续而众多的移民倾注下，将中原文化传入江南，其后再吸收本地原有的文化元素，进而构成了魅力独特的江南文化。这一过程中，江南文化也形成了开放包容、纳新革新的鲜明特质。这使得近代江南人在“开眼看世界”过程中，能够以一种更为主动接纳的方式坦然迎对西学。

[1]（元）脱脱等:《宋史》卷四百五十三《列传第二百一十二 · 赵俊》，中华书局 1977 年版，第 13331 页。

二、江南文化孕育下的上海何氏世医发展历程

唐代杜牧《题乌江亭》曰："江东子弟多才俊"。开放包容、兼收并蓄的江南文化孕育出一代又一代豪杰才隽，江南医学流派、医学世家便是一道独特风景线，而何氏世医更是江南医药文化的杰出代表。

（一）江南何氏世医之源流

《礼记》云："医不三世，不服其药。"传统中医药讲究家族传承，即医术主要通过子承父业、幼承家训而世代相传，江南何氏即是典例。江南何氏世医肇始于南宋，已传二十九世，历850余年，编著医论、医案、方药等医著130余种，现存88种[1]。他们绵绵瓜瓞，名医辈出，对江南一带医学影响甚大，"不仅在我国历史上诚无多见，即在世界医史上，亦从未之闻"[2]。作为江南何氏世医的重要支脉，上海何氏世医历经宋元明清民国直至现代，是上海地区世传中医最悠久的学术流派。

何氏家族源出汴梁，南宋时随宋室南迁，而后分为镇江和松江两大支脉络[3]。就镇江一支而言，南宋时的何柟和何彦猷兄弟为何氏第一代医生，公元1141年可作为其行医起点[4]，其后家族以医相承，为江南闻名的医学世家。松江一支则在南迁时，移至华亭青龙镇（今属上海青浦）。就业医而言，何侃为松江支何氏世医之始。元代至正年间（1341—1368）何氏第七世何天祥自青龙镇迁至

[1] 何新慧：《我国历史上罕见的医学世家——上海何氏学术经验举隅》，《上海中医药大学学报》1999年第1期。

[2] 朱孔阳：《历宋元明清二十余代重固名医何氏世系考》，《中华医史杂志》1954年第3期。

[3] 参见袁敏、何新慧：《江南何氏世医家族历史流传脉络与起源谱系探析》，《中医药文化》2015年第1期。

[4] 参见刘立公：《源远流长　发扬光大：何氏医学与何时希教授》，《中医文献杂志》1994年第3期。

云间（今上海松江），建“济世堂”行医[1]，人称“东城何医家”。松江支何氏在几代行医之后，其中一分支于明代万历年间（1573—1620）徙至奉贤庄行镇，成为奉贤支。至清康熙年间，何氏第二十世何王模，复从奉贤迁至青浦竿山，而成何氏青浦竿山支系。嘉庆年间（1796—1820），何氏第二十二世何世仁，晚年从竿山支分出，移居重固镇，成为盛极一时的青浦重固支。

（二）明清时期上海何氏世医之承启

承上所述，上海地区何氏世医的脉系主要聚集在松江、奉贤和青浦等地。而本文的研究主要聚焦于明清时期（1368—1912）位于今上海地域内（以松江、奉贤、青浦为主）的何氏世医家族。明代松江何氏从何洵开始，连续有八代人任职太医院，真可谓世泽绵长，故嘉庆《松江府志》有“终明之世，子孙官太医院，京师号为‘何医院家’”[2]之赞。

但是，明代中后期捐纳制度出现，打乱了世医家族凭借医技与制度而世代传承的惯例。所谓捐纳制度，即捐纳授职，是指怀有岐黄之术的子弟可通过纳粟、纳马或纳银取得见缺的地方医职官位。捐纳制度始于景泰元年（1450年），次年就出现了地方医学官职可捐纳而得的事例。至弘治十四年（1501年）后，捐纳官职更是不限地方医职，连王府良医所的医官亦可纳银得之。如苏州长洲人马绚（1479—1532，号松石）就曾捐得兴王府之职[3]。更有甚者，即使太医院医士、吏目之职也可捐纳而得。如嘉靖三十一年（1552年）下诏，两京太医院医士、医生，有愿纳银二十两者，可授予冠带；冠带医士，纳银五十两，马以二匹，外贴

---

[1] 参见杨杏林、毕丽娟、张晶滢：《上海地区何氏医家传承系谱调查》，《中医文献杂志》2012年第2期。

[2] 参见王敏：《世医家族与民间医疗：江南何氏个案研究》，华东师范大学博士学位论文，2012年，第32页。

[3]（明）方鹏：《矫亭存稿》卷十五《兴府良医马君墓志铭》，见《四库全书存目丛书》集部第62册，齐鲁书社1997年版，第22页。

银四两，可授予太医院吏目，带衔不支俸[1]。此后，富室或生员倘若有钱，又恰逢开纳，则太医院医士、吏目的冠带，无须经由医丁派补的方式即可取得，这就造成原本可通过世袭或轮任医职而传承的世医受到冲击，并渐失既有的身份保障，世医要世袭某州县医学官的机会大大减少。

作为江南地区的世家大族，何氏世医自捐纳制度展开后亦受重大挑战，其身份地位日渐式微。明代中后期起，何氏世医在太医院和地方担任医职的人数日益减少。入清以后，何氏家族基本上退出了官方医疗系统，主要在民间行医。据《何氏八百年医学》、地方史志以及相关文献资料，笔者择要列出清代（1616—1912）上海地区何氏世医的行医情况，详见表1。可见，就上海地区而言，清代何氏世医主要已迁居至奉贤、青浦等地，行医传承，高手层出不穷。

表1 清代上海地区何氏世医的主要行医情况

姓名及行世字号	家族世系及生卒	居住地	主要医学成就及著作等	亲缘网络
何汝阈，字宗台	第十七世（1618—1693）	奉贤	世其家学，活人万计；著《伤寒纂要》《何氏伤寒家课》等	天祥十世孙、应宰长子
何友晏，字九陛	第十八世（1618—1675）	奉贤	精医术	汝暹之子
何炫，字嗣宗	第十九世（1662—1722）	奉贤	精医术；著《伤寒本义》《金匮要略本义》《保产全书》《虚劳心传》《何嗣宗医案》等	汝阈之孙
何王模，字铁山	第二十世（1703—1783）	奉贤迁居青浦	精岐黄术	炫之季子
何云翔，字北海	第二十一世（1729—1776）	青浦	精医	王模长子
何世仁，字元长	第二十二世（1752—1806）	青浦	尤神望闻之术，医名躁东南；著《伤寒辨类》二卷、《治病要言》四卷、《何元长医案》二卷、《重固三何医案》（上卷）等	云翔长子
何二膺，字凤山	第二十二世（1748—1813）	奉贤	继先业，善起沉疴	炫曾孙

[1] 参见邱仲麟：《绵绵瓜瓞——关于明代江苏世医的初步考察》，［日本］《中国史学》2003年第13卷。

续表

姓名及行世字号	家族世系及生卒	居住地	主要医学成就及著作等	亲缘网络
何其伟，字书田	第二十三世（1774—1837）	青浦	医承世业，起疾如神，为嘉道间吴下名医之冠；提供“林十八戒烟方”；著《医学妙谛》《杂症歌诀》《重固三何医案》（中卷）《世济堂何氏医案》《竹竿山人医案》《何氏四言歌诀》《何氏药性论》《救迷良方》《删订医方汤头歌诀》《竹竿山人添岁记》《医人史传》《竿山医案择效》等	世仁长子
何其瑞，字玉符	第二十三世（？—1853）	青浦	善医	世仁次子
何其章，号小山	第二十三世（1785—1827）	青浦	精医理	世仁四子
何昌福，字平子	第二十三世（1802—1858）	青浦	精医，著《温热暑疫节要》一卷、《瘟疫摘要编诀》一卷、《壶春丹房医案》三卷等	其伟次子
何其超，字古心	第二十三世（1803—1871）	青浦	世业医，活人无算；《藏斋医案》十卷、《春熙室医案》二卷、《春熙室医论》一卷等	其伟从弟
何长治，字鸿舫	第二十四世（1821—1889）	青浦	尤长医理，立起沉疴，时以国手推之；著《何鸿舫医案》二卷、《何鸿舫手书方笺册》、《重固三何医案》（下卷）、《医人史续传》等	其伟三子
何昌梓，字伯颖	第二十四世（1827—1880）	青浦	精医，著《香雪轩医案》四卷等	其超长子
何运亨，字眉寿	第二十五世（1837—1872）	青浦	善医，著《重固三何医案续编》一卷等	昌福四子
何诚履，改名寿彭	第二十五世（1860—1905）	青浦	精医，著《温病说》一卷、《医镜》三卷等	昌梓长子

三、江南文化对上海何氏世医的影响

扎根并成长于江南土壤的上海何氏世医，明清时期名家辈出。从外迁居而来的上海何氏行医者，遗有源自故里的情缘；而行医活动、医术观点和行事风格，讲求技巧（医学技术）、重视知识，文礼传家、追求诗性等，皆已融入江南社会环境，浸润于江南文化之中。

（一）亦医亦儒，修身养德

明清时期，儒家思想居正统地位，崇文重教在江南一带蔚然成风。上至豪门贵族，下至普通人家，学龄儿童有条件者必入家塾学儒，由此形成江南地区科考兴盛的局面。耳濡目染，何氏子弟自幼便接受系统儒学训练，且以科举入仕作为培养目标。何氏家族许多成员业医的原因，乃是科举失败而为生计所迫，但扎实的儒学背景确实对何氏世医的行医和社交产生了积极影响。

首先，儒学积淀潜移默化何氏世医的道德价值观念和行医风格。深受孔孟思想涵育的何氏家族，努力进行着“医”与“儒”之间的良性循环与转换，他们“或以儒起家，或以医利世，两相标胜”[1]。如明初何氏松江支名医何士方（何氏世医第八世），居云间（今上海松江），曾任嘉兴府县学教谕。被乡人称为“何长者”，乃因“其进止容与，堪为师表”[2]。行医风格秉承儒医之风范，“贫者辞其报，富者受其酬，凡得酬，不蓄家产，不受金玉，惟收药置剂，济生劝善，余无他治”[3]。

又如清代名医何汝阈（何氏世医第十七世），居奉贤，诗礼传家，谙练经史，因屡试不中遂殚心家学。弃儒从医，却不失儒士之风，被称为“医中君子”。他看病不惮劳，不计酬，不先富贵后贫贱，而以平等心救治；见鳏寡孤独和疾病颠连者，更是感同身受，夏施蚊帐，冬给棉被，年年捐资，虔治药饵。与人交往时，何汝阈亦遵循儒家的交友之道，“严取与，慎交游”，“非其人召之往，弗往也”[4]。如马某横行松郡，曾以重金约诊，何汝阈辞之以疾，却币弗往，为避免纠缠，不惜迁居西湖。若遇方正的儒士君子，则友善诚恳，在为前任抚军汤斌疗疾

---

［1］ 王敏：《世医家族与民间医疗：江南何氏个案研究》，华东师范大学博士学位论文，2012 年，第 45 页。

［2］ 何时希：《何氏八百年医学》，学林出版社 1987 年版，第 143 页。

［3］ 同上书，第 144 页。

［4］ 同上书，第 150 页。

时，惺惺相惜结为好友，等其病愈后方归。江南何氏家族的医德医风，由此略见一斑。

其次，儒学背景也使得何氏医家能与颇有声望的经学家、诗文家、书画家以及士大夫阶层交游，逐步形成“儒医社交圈”。如清末名医何其伟（字书田，何氏世医第二十三世）与林则徐的交往便是一段佳话。两人因医患而结交，因道合成知己。道光十二年（1832），时任江苏巡抚的林则徐，夫人罹患肝病，邀何氏诊治。是年，何其伟年近花甲，不顾严寒从青浦水路连夜奔赴姑苏，妙手回春痊愈林夫人。有感其精湛医术，林则徐亲书楹联相赠。两人缘此交往，虽何氏年长十一岁，却志同道合，常以酒畅叙、以诗唱和，并就国家政治、军事经济等交流探讨。何其伟作为儒医，心系国计民生，胸怀经世之志，依据其在水利、救灾方面的经验，四昼夜撰写出《东南利害策》十三条，其中九条被林氏接受并推行[1]。为此，林则徐手书楹联：“读史有怀经世略，检方常著活人书”及书籍笔墨为赠[2]。值得关注的是，此后禁烟运动中，何其伟以医者投身其中，撰写《救迷良方》以助鸦片吸食者戒烟，提供著名的“林十八戒烟方”（共十八味药物，被百姓尊称为“林文忠公戒烟方”）。林则徐对此方极为重视，无论任湖广总督，抑或赴粤做钦差大臣，每到一地，积极推行药物戒烟[3]。

（二）诚笃端方，经世济民

“不为良相，便为良医”，明清时期儒医的济世理念深入人心，促使医者具有强烈的社会责任意识和经世济民思想。何氏世谱、何氏碑志传叙及诸多地方志中，均记载着何氏世医关心民生疾苦、教化乡里的事例，兹举例论之。

---

[1] 王敏:《清代松江“医、士交游”与儒医社交圈之形成——以民间医生何其伟为个案的考察》,《社会科学》2009 年第 12 期。

[2] 何时希:《清代名医何书田年谱（1829—1833）》,《山东中医学院学报》1984 年第 3 期。

[3] 徐建云:《青浦名医何其伟与林则徐交往事略》,《中医文献杂志》1999 年第 2 期。

何洵（何氏世医第九世），世居华亭。作为明代松江支名医，其在太医院任职期间，“凡遇遘疾之人，不论贵贱贫富，咸悉心疗治，孤寒苦愁之辈，亦不望报，诊视莫不奇验，求者益多，应者益广，人咸德之”[1]。此外，何洵曾奉命随军北征，赴边塞地区为将士诊治，可谓四处奔波，劳顿辛苦。因其医术高超，医德高尚，后被荐为太医院院使。

何鸿舫（名长治，何氏世医第二十四世），何其伟三子，青浦重固支。医术驰誉海上，诊所门庭若市，“门外河滨舣舟如蚁，皆远方之乞诊而来者”[2]，医术影响遍及江浙皖三省十数县。何氏诊室常备一个柳条钱斗，内装成串铜钱，每遇贫苦病人，或不收诊金，或免费赠药。不仅如此，接诊时若遇窘迫困顿之人，则常赠以铜钱，称之“过药”钱，借此作为接济。

何运亨（何氏世医第二十五世），何其伟之孙。寓居上海漕河泾，生平好济困扶危。咸丰年间，正值太平天国战乱，各地抵沪避难者数十万众。何运亨每日接诊大量病患，救人无数；凡遇到贫病者，不收诊金，且免费给药，病家莫不感恩戴德。更可贵者，医资酬金丰厚，他却不敛财，而是接济生活艰窘的亲友及乡人，令人肃然[3]。

（三）因地制宜，医心独运

何氏世医延绵数百载，行医过程中依据江南地区的地理环境、四时气候、人群体质等客观条件，实践中不断完善辨证体系，传承发展其医学一派。

首先，因地制宜，对温热病证有着独特见解和丰富经验。地处江南水乡，气候温热多湿，与汉末张仲景所处地理气候环境截然不同，故何氏世医在秉承家传经验基础上，注重江南地域环境和南方人群的体质特点。如何汝阈（何氏世医第

[1] 何时希：《何氏八百年医学》，第 30 页。

[2] 孙家振：《退醒庐笔记》，上海书店出版社 1997 年版，第 29 页。

[3] 王敏：《清代医生的收入与儒医义利观——以青浦何氏世医为例》，《史林》2012 年第 3 期。

十七世），依据江南地区湿热的特点，结合常年接触的大量病例和临床经验，撰成《伤寒纂要》[1]。书名虽以伤寒为题，书中所论发热、发斑、发狂、阴阳二厥、阴阳二毒的辨证、用药、方略等篇，几乎全属温热范围[2]。

其次，因人制宜，对虚劳、臌胀、血证、痞积等内伤杂病及女科疾患等的诊治均有极高建树。其事例不胜枚举，仅以何炫（何氏世医第十九世）治"臬台葛某病案"以管中窥豹。针对葛某胃虽能纳、脾不运化之证，以六君子汤加减，扶脾和肝，养之有恒，缓缓调摄。何炫进一步详解，"从来调理脾胃之法最宜讲究，贵养正气不在药味，故用药宜少而清"[3]；另录大法于后，五果汤（黑枣数枚、榛仁数枚、白果去壳炒、巴达杏仁、桂圆肉、风栗各数枚，煎汤代茶）、五谷以养之法（小米粥、大麦粉粥、新米粥〔粳、糯米各半，炒过后煮〕、酸浆粥、牛奶子粥）、五蔬（菠菜、白头莱、野菜〔即荠菜〕、黑芝麻等皆宜也）。何氏医学谨遵经旨的同时，变通灵活；依据其人其证，充分利用江南风俗特产、果蔬米面，可谓匠心独具。

（四）善为诗文，精于书法

浸润于江南文化的何氏世医，深受江南诗性艺术的熏陶。行医之外，他们经常从事文学活动，并刻意突出自身学问造诣而非医学成就，从而呈现出一种独特的文化型世医家族形态。清代的何王模、何其伟、何其超等都有诗文刊行。如何王模（何氏世医第二十世），卜居青浦竿山之阴，对山结屋，屋后隙地五亩，疏泉叠石，广植四时花木，因种梅最多，而以"香雪轩"为府宅题额，常有友人如薛雪、王昶、汪大经等文人士大夫到访交游。他性好吟诗，所著诗达百首，著

---

［1］（清）何汝阈著，何时希编校：《伤寒纂要》，学林出版社1985年版，第1页。

［2］ 杨奕望、吴鸿洲：《明代江南何氏医派在上海地区的流传和影响》，《中医文献杂志》2011年第1期。

［3］（清）何炫著，何时希编校：《何嗣宗医案》，学林出版社1982年版，第14页。

有《倚南轩集》四卷、《萍香诗草》二卷[1]。《湖海诗传》曾录其诗作三首，颇有意境。其中，何王模《秋感》一诗，八句分别取自唐代诗人唐彦谦《蒲津河亭》、张祜《题画僧》、韦应物《寄李儋元锡》、郑谷《慈恩寺偶题》、李昌符《秋夜作》、白居易《浦中夜泊》、刘方平《秋夜寄皇甫冉郑丰》、罗隐《重九日广陵道中》八首诗作，倒也别出心裁、另有一功，故释之“集唐”。

过珠溪忆王述庵

三泖渔庄外，秋风动白蘋。

著书人别久，问字客来频。

人洛驰名早，登楼作赋新。

君恩方湛渥，谷木漫垂纶。

秋感（集唐）

曲阑愁绝每长凭，似证禅心入大乘。

世事茫茫难自料，浮生扰扰竟何能。

芙蓉叶上三更月，芦荻花中一点灯。

秋后见飞千里雁，流年无奈得人憎。

春日晚坐

微风园竹摇，小雨阶苔湿。

开帘放燕归，先有花飞人。[2]

再如何其伟，嗜诗，以诗文与当世名流交，喜寄诗赠诗给友人，每遇佳客至，必与之唱和，兴尽乃罢，有《竿山草堂稿》行世。又如何其超，诗文得名家姚椿指授，著《藏斋诗钞》六卷等。而何鸿舫的书法甚为高妙，留世《何鸿舫先

[1]（清）宋如林修，（清）孙星衍、莫晋纂：《（嘉庆）松江府志（二）》卷六十一《艺术传》，见《中国地方志集成·上海府县志辑》第2册，上海书店出版社2010年版，第462页。

[2]（清）王昶：《湖海诗传》卷三十，上海古籍出版社2013年版，第361页。据清嘉庆癸亥（1803年）三泖渔庄藏板影印。

生手书方笺册》[1]等，字体坚拔浑厚，力透纸背，至晚年更为雄浑苍劲，时人获其处方珍若拱璧[2]。同为书画大家的海上名医程门雪先生盛赞何氏："不独医林仰宗匠，即论书法亦传人"[3]。可见，医事活动以外，何氏族人大多喜好吟诗作画、挥毫泼墨，在诗词文章书画等领域，皆有深厚造诣。

四、结语

明清时期的江南社会是一种"文化型社会"[4]。何氏家族作为上海地区流传最为悠久、影响极其深远的医学世家，有着丰厚的家学渊源。在江南文化的孕育、浸润之下，历经数百年变迁，瓜瓞绵绵，名医辈出。通过幼蒙庭训、子承父业等方式，儒医风范世代相传，形成了稳定、成熟的学术流派。诚如医史学泰斗陈邦贤所言："江南何氏从南宋初年到现在，八百余年间产生了331位医生，绵延不断，世世相承地热爱自己的专业……这不仅是祖国医学史上难能可贵的资料，也将是国际医学界上少见少闻的奇迹"。[5]"崇文重教、诗礼传家""务实笃行、诚信重商""精细雅致、追求诗性""开放包容、兼收并蓄"，这些江南文化的底蕴，在何氏家族每有所见，并在数百年的行医实践中，呈现出宅心仁厚的医德医风、匠心独具的医技医术，一脉相传，历久弥新。可见，从江南地域文化角度追究何氏世医的发展历程，不仅对中医学术流派传承规律的探索能起到推动、促进作用，同时，对于海派中医文化乃至江南医药文化的研究，也有着积极意义。

（原载《中医药文化》2019年第5期，署名杨奕望、谢朝丹）

---

[1] 参见（清）何鸿舫处方，程门雪鉴定，何时希编校：《何鸿舫先生手书方笺册》，学林出版社1984年版，第1页。

[2] 任岩东、张存悌、张勇：《名医方笺墨宝赏析》，辽宁科学技术出版社2013年版，第69页。

[3] 参见岳金莲、蒋尚文：《不独医林仰宗匠，即论书法亦传人——略论中医与书法之关系》，《中医药文化》2010年第3期。

[4] 参见罗时进：《明清江南文化型社会的构成》，《浙江师范大学学报（社会科学版）》2009年第5期。

[5] 陈邦贤：《"江南何氏二十八代世医"访问记》，《上海中医药杂志》1957年第12期。

第二节 海上名医李用粹与明清江南地域医学

李用粹，字修之，号惺庵，大致生活于1630年至1690年前后，生卒系年仍待详考。祖籍鄞县（今属浙江宁波），幼年随父迁居江苏松江（今属上海）。父李赞化（字与参），敏慧，工岐俞术，明崇祯时，赐中书舍人；晚年侨寓上海，刀圭所及，沉疴立起，性乐善好施。李用粹自幼勤学，然三试不售，遂随父习医，尽得家传，声名鹊起，至清代康熙年间与徐子瞻、刘道深、沈元裕并称“上海四大名医”。时任松江府同知的田元恺慨叹：

> 有修之李君者，年富而学博，养邃而识纯。其决病也，如洞垣之照；其投剂也，若大还之丹。无论沉疴怪病，卒能返本回真，仁风翔洽，遐声称久矣。[1]

李氏不仅医术高超驰名远近，更以贤行善德闻名遐迩。嘉庆《松江府志》载：“用粹绍其术，因心变化，独臻神妙，尝著《证治汇补》等，书商邱宋荦巡抚江南延至幕府，将行，书擘窠五字赠之，曰：行贤宰相事”[2]。

子揆文、孙春山，并世其业。门人唐玉书（字翰文、号延翊）记录李用粹及其父李赞化之医案67则，编成《旧德堂医案》[3]。又有从兄弟李邦俊，与用粹同样医技卓绝，“业医五十余年，活人无算”[4]。邦俊之孙李楷（字献葵），“潜心参

---

[1]（清）李用粹著，（清）唐玉书辑，路波、董璐、焦振廉校注：《旧德堂医案》，中国中医药出版社2015年版，序。

[2]（清）宋如林修，（清）孙星衍、莫晋纂：《（嘉庆）松江府志（二）》卷六十一《艺术传》，载《中国地方志集成·上海府县志辑》第2册，上海书店出版社2010年版，第450—451页。

[3]（清）李用粹著，（清）唐玉书辑，路波、董璐、焦振廉校注：《旧德堂医案》。

[4] 同上。

究，克绍家学，切脉极审慎，绝不惊惶，病家以为取效地，远近颂之”[1]。李楷子廷璧（字环英），“乾隆十七年（1752年），邑令李希舜延治疠疫多效，奖以‘杏林春雨’额”[2]。李氏子孙延绵，世传其业，造福一方。

李用粹代表作《证治汇补》，编著于清康熙二十六年丁卯（1687年），分为八卷，每卷一门，每门罗列相应病症。每症之中，收尾编次，皆列为十事，依次曰病因、外候、条目、辨证、脉象、治法、劫法、用药、附症、方剂[3]。书中精选历代医家的灼见真知，加以阐发，并补充个人见解及经验。李用粹由甬城抵沪，此后定居申城；明清时期江南名家纷呈、学术齐放的盛况，为李氏医学及其著作提供了丰厚土壤。

一、《证治汇补》所引江南医家的著述

这里所言的江南医学主要指当时活动在江南地区的医家医者，在行医治病过程中逐步形成并发展起来的中医学术理论和医疗实践经验的总和。

江南医学对李用粹的影响可谓多方面的，从病因病机到处方用药，无论撰写著作抑或临床辨证，均能找到江南医药文化浸淫的痕迹。北宋靖康之乱，宋室南迁，定都临安，医学文化中心也随着经济、政治中心的迁移，开始由北向南转移。有学者认为，以长江中下游地区为代表的南方医学，至明代始形成苏、浙、皖并盛格局[4]。明清时期，医学人物多集中在江苏、浙江、江西、安徽四省[5]。这些为《证治汇补》提供了大量直接、鲜活的素材。除《灵》《素》《伤寒》引经据典之外，李用粹较多采纳江南医家的学术观点，引述篇幅较多者如王肯堂《证

[1] 王钟纂，胡人凤续纂：《法华乡志》卷六《艺术》，载《中国地方志集成・乡镇志专辑》第1册，上海书店出版社1992年版，第110页。

[2] 同上。

[3] 参见（清）李用粹编著，吴唯校注：《证治汇补》，中国中医药出版社1999年版，自序。

[4] 参见王九林：《医学文化中心的南迁》，《南京中医药大学学报》1997年第5期。

[5] 参见冯丽梅、张伟兵：《古代中医学家区域分布态势探析》，《中医研究》2007年第1期。

治准绳》、李士材《医宗必读》、皇甫中《明医指掌》、方穀《医林绳墨》、张三锡《医学六要》等，且涉及朱肱、葛可久、王安道、楼英、缪希雍、张石顽、蒋示吉、秦景明等十余位江南名医（见表 1）。

表 1 《证治汇补》所引江南医家医籍情况统计

医　籍	撰著者	籍　贯	朝代	江南属地
《十药神书》	葛可久	姑苏（今属江苏苏州）	元	苏州府
《内科摘要》	薛立斋	吴郡（今属江苏苏州）	明	
参补《明医指掌》	邵绳山	葑溪（今属江苏苏州）	明	
《本草经疏》	缪希雍	海虞（今属江苏常熟）	明	
《医宗说约》	蒋示吉	古吴（今属江苏苏州）	清	
《伤寒缵论》	张石顽	长洲（今属江苏苏州）	清	
《症因脉治》	秦景明	云间（今属上海）	明	松江府
《医宗必读》	李士材	云间（今属上海）	明	
《证治准绳》	王肯堂	金坛（今属江苏常州）	明	镇江府
《医学六要》	张三锡	应天府（今属江苏南京）	明	应天府
《良方》*	沈括	钱塘（今属浙江杭州）	宋	杭州府
《伤寒家秘的本》	陶华	余杭（今属浙江杭州）	明	
《医学统旨》	叶文龄	仁和（今属浙江杭州）	明	
《医学纲目》	楼英	萧山（今属浙江杭州）	明	
《医林绳墨》	方穀	钱塘（今属浙江杭州）	明	
《明医指掌》	皇甫中	仁和（今属浙江杭州）	明	
《类证活人书》	朱肱	吴兴（今属浙江湖州）	宋	湖州府
《医经溯洄集》	王安道	昆山（今属江苏苏州）	元末明初	太仓州

注：上述医籍、著者均摘自《证治汇补》，原书仅含医籍简称或撰著者名号者，今据内容补齐；个别书名如《秘方》《大全》等，尚难以明确者，未予录入；《良方》指《沈氏良方》或《苏沈良方》，皆与沈括相关，已录入。表格先以明清江南“八府一州”排序，同一州府则以医籍刊行年代为序。

倘若把流动的江南置于广义的范围，《证治汇补》所引著述则更为宽泛，还包括许叔微、陈无择、王硕、严用和、喻嘉言、李梴、徐彦纯、张景岳、朱丹溪、虞抟、王纶、赵献可、孙一奎、徐春甫、吴昆、江瓘等众多宋明时期的今江、浙、赣、皖名医大家。李用粹可谓传承江南医学之灵秀。

二、《证治汇补》诊治疾患的地域特色

江南地区位于长江中下游，自梅雨季开始，湿气加重，而夏秋之间，暑气交蒸甚剧，人易感其气而患湿疾[1]。李用粹久居沪浙，深有感悟。“提纲门·湿症”的描述，极为细致：

> 湿气伤人，在上则头重目黄，鼻塞身重；在中则痞闷不舒；在下则足胫跗肿；在经络则日晡发热；在肌肉则肿满如泥；在肢节则屈伸强硬；在隧道则重着不移；在皮肤则顽麻；在气血则倦怠；在肺为喘满咳嗽；在脾为痰涎肿胀；在肝为胁满㿗疝；在肾为腰疼阴汗；入腑则泄泻肠鸣，呕吐淋浊；入脏则昏迷不省，直视郑声。[2]

诊治湿症，李氏心得独具，在先贤基础上，进一步提出湿挟寒热，当分而治之，热胜清热，寒者驱寒。治则上，宜健脾、利水，宜用风药，可主以四苓散，随证治之，灵活化裁。李氏更言，湿分内外，南北异地，不可执一施治，尤其“东南卑下，山泽蒸气，湿从外入，自下而上；初宜汗散，久宜渗泄”[3]。疾患诊治的江南地域特色[4]，可见一斑。

同样以脾虚湿邪为患的黄病为例，“外体门·黄病”中，李用粹先遵《内经》经旨“中央黄色，入通于脾”[5]，继引《医宗必读》“黄疸多属太阴湿土，脾不能胜湿，复挟火热，则郁而生黄”[6]，阐释郁结不通而趋于生黄的病理基础。论及黄

[1] 参见皮国立：《湿之为患：明清江南的医疗、环境与日常生活史》，《学术月刊》2017年第9期。

[2]（清）李用粹编著，吴唯校注：《证治汇补》，第32页。

[3] 同上。

[4] 参见姬雪梅：《浅析〈证治汇补〉病证辨治特色》，《甘肃中医学院学报》2010年第2期。

[5]（清）李用粹编著，吴唯校注：《证治汇补》，第137页。

[6] 同上。

病内因时，引述《明医指掌》观点，指出“发黄譬如盦曲相似”的原因，多在于饮食劳倦损伤脾土运化，致“湿热内蓄，无由发泄，流于脾肉，遍于四肢”[1]。分析黄病外候时，李氏认为“湿热熏蒸，土气洋溢，面目爪甲身体俱黄”[2]，同样包含明显的地域色彩。可见，地域要素对中医临床学术的发展有着很好的促进作用[3]。

明末清初战乱兵燹，江南成为各种疫病的高发地区。以疟疾为例，李用粹对此病因分析十分全面，“大抵无痰不成疟，外感四气，内动七情，饮食饥饱，房事劳伤，皆能致之”[4]；其中气凝滞、鼓动痰涎，贯穿病程始终。为此，李氏将疟疾分为风疟、寒疟、暑疟、湿疟、温疟等十六种，逐一详加辨析。又对为寒为热、阳分阴分、连发间发、日轻日重、日发夜发、移早移晏等不同的症情，加以区分，提出各异的治疗原则。李氏诊治疟疾等江南疫病的缜密思路，可为后世医家所研习。

三、删繁存要、补缺正奇的学术特色

李用粹曾云：“取古人书而汇集之，删其繁而存其要，补其缺而正其奇”[5]。《证治汇补》也形成了自己的学术风格。如“下窍门・便血”中，李氏多处引用《证治准绳》内容，细解此症。首先，认同便血由于“邪伤五脏，内伤三阴”所致[6]；接着，当鉴近血、远血之别，若先血后便，为“手阳明随经入肠渗透而出”[7]，属近血；若先便后血，为“足阳明随经入胃淫溢而下”[8]，属远血。此两

[1]（清）李用粹编著，吴唯校注：《证治汇补》，第137页。
[2] 同上。
[3] 郑洪：《小者小异，大者大异——论地域中医流派的分化与拓展》，《中医杂志》2017年第9期。
[4]（清）李用粹编著，吴唯校注：《证治汇补》，第125页。
[5] 同上书，自序。
[6] 同上书，第329页。
[7] 同上。
[8] 同上。

者迥异，接诊便血病患时，当谨记王肯堂等前贤的辨证要点。最后，便血的附症中，李氏又补充肠风、脏毒、肠癖、蛊毒、血痔等五个症型的各自特点与用药配伍。肠风为例，外风从肠胃经络入客，可用槐角丸；内风因肝木过旺而下乘，宜用胃风汤。便血这一病症，病情重、症情急，经过李用粹的梳理归纳，简明扼要，切中要领，且补古人之未备。

又如“内因门·虚损”，受《明医指掌》启发，指出虚损虽繁，然不外乎气、血、阴、阳亏虚所起。结合多年的临证经验，李氏在脉法中予以补充，“弦大无力为血虚，弦微无力为气虚”[1]，添加了气虚、血虚脉象的细微差别。虚损选方用药时，李氏悉心琢磨琼玉膏、龟鹿二仙胶、补天大造丸等名方，在炮制、贮存、服法等方面的诸多细节，正所谓“正中有奇，奇中有正，加减变化，存乎其人”[2]。

李用粹证治疾病时，擅长将中医各家学说与临床实践紧密结合，探寻疑难病症的有效疗法。如论及导致中寒难治的行为因素时，引述清初名医长洲张石顽的示例[3]。讨论呕吐病时，摘录元末名家昆山王安道关于“呕”“哕”的鉴别方法，根据两者声音特点加以区分[4]。中寒之内伤真阴症，则引用北宋儒医吴兴朱肱的临证判断，详细描述五六日后的各种变症[5]。伤酒之症，又撷取清初名医古吴蒋示吉“酒伤各经”的观点，阐述酒入五脏的不同表现，并说明“善饮不醉而变病亦少”之原因[6]。李用粹宗尚《内经》，博采诸家[7]，对于江南及其他地区医家的学术观点，兼收并蓄，择善而从。各家间有未备，李氏每每“僭增一二以发明之”[8]，由此传承并发展了江南医药文化。

[1]（清）李用粹编著，吴唯校注：《证治汇补》，第 100 页。
[2] 同上书，凡例。
[3] 同上书，第 22 页。
[4] 同上书，第 226 页。
[5] 同上书，第 23 页。
[6] 同上书，第 80 页。
[7] 方春阳：《李用粹学术思想初探》，《中医杂志》1980 年第 12 期。
[8]（清）李用粹编著，吴唯校注：《证治汇补》，凡例。

四、结语

明清时期，江南医学名家纷呈、学术齐放的盛况，为《证治汇补》的编撰奠定了基础、开拓了题材。李用粹行医极富江南医药文化的底蕴，兼容并包，守正出新，逐步形成了“删繁存要、补缺正奇”的诊治特点，尤其在对把握地域特色和医疗实践的辨证思维等方面见解独到。《证治汇补》涵岐俞之学，广征万卷，论述病症八十余种，“节目多而不繁，法则备而不简”[1]。清初名士、“昆山三徐”之一徐秉义，盛赞其人其著：

> 上海李惺庵先生，才识明敏，以其余学，傍究医学，息脉处方，有验精良。博采轩岐以来诸书，条贯辨晰，标奇举要，集为一编，命之曰《证治汇补》。予读而嘉之……兹书别为八门，统以十事，参伍错综，应变无穷，何患其道少乎！钟律至微也，昔人以辨症切脉比之；兵法至变也，昔人以制方用药比之。兹书十事之中，始于病因，终于方剂，临症施治，了然于心目，又何患其微且变乎？甚矣！惺庵之施博而功大也。[2]

自清康熙二十六年（1687）成书以来，《证治汇补》多次翻刻，流传广泛，影响了后世医家的辨证论治与处方用药，促进了我国医药学尤其是江南医药学的发展。

（原载《中华中医药杂志》2020年第3期，篇名“海上名医李用粹《证治汇补》中明清江南地域医学特色”，署名徐超琼、杨奕望）

---

[1]（清）李用粹编著，吴唯校注：《证治汇补》，凡例。

[2] 同上书，徐序。

第三节 清初“苏州派”作家过孟起的医药编辑

过孟起，字绎之，清代长洲（今江苏苏州）人[1]。业儒擅医，兼通戏曲。医学方面，里中称之良医，尤精痘疹，刻《仙传痘疹奇书》；又辑《吴中医案》，重修《神农本草经》辑本3卷[2]。文学方面，过孟起参与戏曲创作，属于以李玉为首的“苏州派”昆剧作家群成员[3]，曾与朱素臣、盛国琦合撰传奇剧《定蟾宫》[4]。

一、过氏的生平考略

关于过孟起的家乡籍贯和生卒年月，各类资料稍显含糊。《古典戏曲存目汇考》述其“字里未详，疑江苏吴县人”[5]；《中国文学家大辞典·清代卷》沿袭这一说法，“生卒年不详，字里未详……疑其为江苏吴县人”[6]。《吴中名医录》所载较为翔实，称之“清康熙时吴县光福人”[7]。查阅民国二十二年《吴县志》[8]，确有过孟起的相关记载；《光福志》卷十一《集文》更收录有同乡黄中坚（苏州吴县人）为其重刻《仙传痘疹奇书》所作之序言[9]。辑佚《本草经》，过氏自称为

[1] 参见李经纬：《中医人物词典》，上海辞书出版社1988年版，第113页。

[2] 参见俞志高：《吴中名医录》，江苏科学技术出版社1993年版，第158页。

[3] 参见岳俊杰、蔡涵刚、高志罡：《苏州文化手册》，上海人民出版社1993年版，第258页。

[4] 参见钱仲联：《中国文学家大辞典》清代卷，中华书局1996年版，第141页。

[5] 庄一拂：《古典戏曲存目汇考》下册，上海古籍出版社1982年版，第1300页。

[6] 钱仲联：《中国文学家大辞典》清代卷，第141页。

[7] 俞志高：《吴中名医录》，第158页。

[8] 参见曹允源、李根源纂：《民国吴县志（一）》卷五十六下《艺文考二》，载《中国地方志集成·江苏府县志辑》第1册，江苏古籍出版社1991年版，第915页。

[9] 参见（清）徐傅编，王金庸补辑：《光福志》卷十一《集文》，成文出版社1983年版，第307页。

“长洲后学过孟起绎之”。上述材料证实：过孟起祖籍苏州府长洲县，常年在邻近的苏州府吴县光福里行医，属苏州人无疑。

至于过氏生卒，谱志均无记载，缺少准确年份。与为其医书作序的好友黄中坚、与其合作编剧的朱素臣，三人应为同一时期的文人。黄中坚生于1649年，卒于1711年以后[1]；朱素臣约生活于1620—1701年。《吴中名医录》称过孟起为康熙年间（1662—1722）人士，言之成理。《重刻仙传痘疹奇书序》曰：“丙辰秋，过君绎之，以医行于光福里”[2]，所述丙辰指康熙丙辰年（即1676年）。过孟起所辑《本草经》，成书于康熙二十六年丁卯（1687年）。据上可知，过孟起从事医药、戏曲等学术活动时间，大致在清代早期的康熙年间。

二、过氏的戏曲成就

过孟起在戏曲方面有一定造诣，属清初“苏州派”。《苏州文化手册》著录：

> 苏州派，指清初以李玉为首的苏州戏曲作家群落所创的昆剧流派，苏州传奇派作家包括：毕魏、朱素臣、朱佐朝、张大复、叶时章、邱园、盛际时、陈二白、陈子玉、朱云从、过孟起、盛国琦、薛既扬等人。[3]

《中国戏曲志》[4]《苏州剧派研究》[5]《苏州戏曲志》[6]《明清文学史》[7]《中国文

[1] 参见钱仲联：《中国文学家大辞典》清代卷，第705页。
[2]（清）徐傅编，王金庸补辑：《光福志》卷十一《集文》，第306页。
[3] 岳俊杰、蔡涵刚、高志罡：《苏州文化手册》，第258页。
[4] 参见《中国戏曲志》编辑委员会：《中国戏曲志》江苏卷，中国ISBN中心1992年版，第892页。
[5] 参见康保成：《苏州剧派研究》，花城出版社1993年版，第29页。
[6] 参见苏州市文化局、苏州戏曲志编辑委员会：《苏州戏曲志》，古吴轩出版社1998年版，第461页。
[7] 参见唐富龄：《明清文学史》清代卷，武汉大学出版社1991年版，第189页。

学通典》[1]等文学戏曲专著皆有类似记载，均将过孟起列入“苏州派”一员。昆剧专家顾聆森对于“苏州派”考证非常清楚：

> 昆曲“苏州派”最早被称为“吴县派”。吴县，秦朝始设，东汉为吴郡郡治，隋开皇年间，地方行政建制废郡而改设州、县二级，吴郡遂取城西姑苏山为名，改称苏州。唐武则天万岁通天元年（696年）分吴县置，取名长洲，故许多古代凡称长洲籍，也即是吴县（苏州）人。明代苏州改为“府”，最早领吴县、长洲二县，最多时领一州九县二厅。进入本世纪，苏州下辖昆山、吴江、太仓、常熟、张家港五县。吴县因并入苏州市区而不复存在。但此时所谓昆曲“吴县派”者早已被史家改称“苏州派”了。[2]

《古典戏曲存目汇考》“过孟起”条关于其所撰的传奇著作：“定蟾宫，《今乐考证》著录，《曲考》、《曲海目》、《曲录》并见著录，与盛国琦、朱皠合撰，本事未详。”[3]

合撰者朱皠的戏曲成就更高，字素臣，号苼庵，苏州吴县人，清初著名戏曲作家，创作《未央天》《锦衣归》《聚宝盆》《翡翠园》等剧作十余部；其中《十五贯》更成为脍炙人口的昆曲代表作之一。虽然过孟起、盛国琦与朱素臣合作的《定蟾宫》原剧已佚，但这些“苏州派”作家群使昆曲从士大夫贵族中突围，从大雅之堂流入市井，极大促进了昆曲的繁荣，使其成为可演可读、雅俗共赏的剧目。[4]过氏作为清初苏州戏曲作家群的一员，也为这一转变添砖加瓦。同时，过孟起不仅关注文学戏曲，对于医药学的贡献更为突出。

---

[1] 参见么书仪、王永宽、高鸣鸾：《中国文学通典》，解放军文艺出版社1999年版，第584页。

[2] 顾聆森：《论昆曲苏州派》，《艺术百家》2011年第1期。

[3] 庄一拂：《古典戏曲存目汇考》下册，第1300页。

[4] 参见顾聆森：《论昆曲苏州派》。

三、过氏的医药学贡献

（一）编撰《吴中医案》

《民国吴县志》卷五十六下《艺文考二》载录："过绎之《吴中医案》见《吴医汇讲》序。"[1] 地方志清楚表明过孟起曾经编辑《吴中医案》，并在《吴医汇讲》序言加以详述。《吴医汇讲》11 卷，为清中期苏州名医唐大烈所辑[2]。唐大烈，字立三，号笠山，与绎之同为长洲人，晚年仿照过孟起《吴中医案》将苏州、无锡、常熟、太仓医家文章约百篇汇集成《吴医汇讲》，并于 1792 年至 1801 年陆续刊行，被认为是国内最早具有刊物性质的医学文献。[3]《吴医汇讲》自序：

> 康熙时有过君绎之者，裒集众贤治案，合镂为书，名曰《吴中医案》，此又片善悉录，一艺必庸，旁搜博采而成者也。[4]

可见，过孟起编辑的《吴中医案》曾在姑苏乃至江南流传；唐大烈对同乡先辈过孟起裒集众贤、片善悉录、旁搜博采的君子之风，甚为推崇。唐氏自序又言：

> 夫广罗成效，固以志乡先辈之典型，而各抒论言，亦以征诸君子之诣力；况乎精是业者，高才不少，明其理者，卓识自多；匿采韬光，非乏枕中之秘；灵机妙绪，讵鲜囊底之珍，凡属蕴藏，可胜惋惜。仆谨仿《吴中医案》之旧帙，更辑《吴医汇讲》之新编，奥义显词，统为求教，

[1] 曹允源、李根源纂：《民国吴县志（一）》卷五十六下《艺文考二》，第 915 页。
[2] 参见唐笠山辑，丁光迪校：《吴医汇讲》，中国中医药出版社 2013 年版，自序。
[3] 参见李经纬：《中医人物词典》，第 531 页。
[4] 唐笠山辑，丁光迪校：《吴医汇讲》，自序。

长篇短节，并曰无拘，苟步武之克追，期当仁之不让。[1]

唐大烈以过孟起为典范，《吴医汇讲》很大程度上是对《吴中医案》的仿效、借鉴。再观《吴医汇讲》“凡例”：“诸公所著，各于条论之前，分列姓字，下注讳号、爵里；如先世所遗旧稿，并注生年卒岁”[2]；“凡高论赐光，随到随镌，不分门类，不限卷数，不以年齿次先后，亦不以先后寓轩轾”[3]；“集中诸作，或有文辞典雅者，亦有简直随俗者，要唯各适其宜，取其达意而已矣，文固可讽，质亦可传”。[4] 依据《吴医汇讲》凡例之条目，仍依稀可见《吴中医案》的影子。过孟起设立的医案编纂体例，对于同乡后辈唐大烈影响至深。

遗憾者，《吴中医案》原书散佚，《中国中医古籍总目》亦未著录，《中国医籍大辞典》将其列入“亡佚类”[5]。《吴中医案》辑录苏州一带医家治验之精华，具体内容已无从考证；但根据医案之性质以及文献类别、编写体例、行文风格等，结合唐氏《吴医汇讲》，推测《吴中医案》编写方式应与之相似。

（二）重刻《仙传痘疹奇书》

《吴中名医录》又提到，“（过氏）尤精痘疹，著有《仙传痘疹奇书》”。[6] 但反复查找，《仙传痘疹奇书》作者均系明万历高氏，而非过氏。如《中国医籍大辞典》“仙传痘疹奇书”条：“三卷，明高我冈（字如山）撰，高尧臣（字幼冈）编，成书于明万历二十六年（1598），又名《痘疹真传奇书》。”[7] 再如《中医大

---

[1] 唐笠山辑，丁光迪校：《吴医汇讲》，自序。

[2] 同上书，凡例二。

[3] 同上书，凡例三。

[4] 同上书，凡例六。

[5] 参见裘沛然：《中国医籍大辞典》下册，上海科学技术出版社 2002 年版，第 1705 页。

[6] 俞志高：《吴中名医录》，第 158 页。

[7] 裘沛然：《中国医籍大辞典》下册，第 908 页。

辞典》“痘疹真传奇书”条：“又名《仙传痘疹奇书》，2卷，明·高我冈撰，刊于1598年。”[1] 近年，《仙传痘疹奇书》被收入《故宫珍本丛刊》子部·医家类第371册，为明高如山纂、清高尧臣辑[2]。为何该书已有明确作者，而《吴中名医录》却记为过氏所著，是著录有误抑或同名异书？

查阅《光福志》卷十一《集文》黄中坚之“重刻仙传痘疹奇书序”。作序者黄中坚，字授孙（一作震孙），号蓄斋，江南吴县人……颇留心当时利病，发为条议，皆可施行[3]。黄序曰：

> （过孟起）乃出抄本书一卷示予，其颜为《仙传痘疹奇书》，甚言其灵验，且非吴中所有，将求资而刻之，因属余予序，予谢也。越二日，复札索予序，并示原序二首。[4]

来龙去脉交代比较清楚，《仙传痘疹奇书》并非过孟起本人撰写，当时因纸张、印刷、交通等原因，书籍流传范围十分有限，故成书于明后期的一部抄本由过氏收藏，认为疗效显著，对此进行重新刻印，遂邀黄中坚为之书写重刻序言。黄氏认为：

> 若夫书之所由传且著，则原序已详矣，过君挟是术，以往则痘医之称，必不专美于前，而自今之童稚得是书而不殇于痘疹者，皆君赐也。福报之隆，可操券而取，其为利孰大焉？[5]

---

[1] 李经纬等：《中医大辞典》，人民卫生出版社1995年版，第1545页。

[2] 参见（明）高如山纂、（清）高尧臣辑：《仙传痘疹奇书》，见故宫博物院编：《故宫珍本丛刊》第371册，海南出版社2000年影印本，第309页。

[3] 参见钱仲联：《中国文学家大辞典》清代卷，第705页。

[4]（清）徐傅编，王金庸补辑：《光福志》卷十一《集文》，第307页。

[5] 同上书，第308页。

好友黄中坚对过孟起的赞美溢于言表，慨叹其将私藏书籍刻印示众之难能可贵。过氏善举造福一方，对于《仙传痘疹奇书》在吴中乃至江南的流传具有积极意义。

（三）辑佚《本草经》

迄今为止，《神农本草经》辑佚本多达十余种，已知最早辑本为南宋王炎的《本草正经》，惜已亡佚。而明末卢复所辑之《神农本经》（1616年）为现存最早的《本经》辑复本。清代成为《本经》辑复的黄金时期，而康熙年间过孟起所辑之《本草经》，实属清代《神农本草经》最早的辑本。

《本草经》三卷，现仅存清康熙二十六年丁卯（1687年）刻本。中下两卷散佚，只存上卷，残本藏于上海中医药大学图书馆[1]。所存残卷以线装，蓝色封皮，内页纸质深黄，字迹少数模糊，但基本可辨[2]。上下双边（文武边），左右单边，乌丝栏。每半叶8行，每行16字。上黑鱼尾，下粗黑口，象鼻部题“本草经”书名，正文书口处题卷次及页码。所存内容首页为过孟起自序，尾页文末题“康熙丁卯长洲后学过孟起绎之父谨序于�谷之起瑞堂”，文末钤阳文“绎之”、阴文“过孟起印”各一枚。次页为过氏讨论《本经》卷数问题，该页右上顶格题“本草经”，左下“后学过孟起绎之父重修”，之后3列分别顶格书“本草经卷上（中/下）”。然后详加论述：

> 梁《七录》曰：《神农本草》三卷。《帝王世纪》曰：黄帝使岐伯尝味草木，定本草经，造医方，以疗众疾。陶弘景序作四卷，唐本亦作四卷。韩保昇又云：《本草》上、中、下，并序录合四卷。又据陶序后朱

---

［1］ 参见薛清录主编：《中国中医古籍总目》，上海辞书出版社2007年版，第191页。

［2］ 参见（清）过孟起重修：《本草经》，清康熙二十六年丁卯（1687年）刻本，第1页。现藏于上海中医药大学图书馆。

书云：《本草经》卷上、卷中、卷下，按《本经》以朱书，别录以墨书，"四"字当作三，传写之误也，今从三卷为正。[1]

此后3页为《本经》序录，其后2页为卷上120味药物的目录。正文残余18页，包括自丹砂至胡麻104种药物的性味、功效、主治及异名等内容。残本总共25页，约6000余字。

清初过氏辑复《本草经》，前有明末卢复所辑之《神农本经》[2]（1624年），后有清中后期孙星衍、孙冯翼的二孙本[3]（1799年）及顾观光本[4]（1844年）。现将过氏辑本与卢复《神农本经》（收入《芷园医种》，又称《医经种子》本）、二孙本、顾本，在卷数、目录、药物分部与否、有无产地信息、校勘记、句读等编写体例作一简单比较，详见表1。

表1 《本经》辑本（卢复本、过本、二孙本、顾本）的体例对比

编号	辑　本	卷数	目录	分部	产地	校勘记	句读
1	卢复本	不分卷	分目	无	无	无	无
2	过孟起本	存1卷	分目	无	无	无	有
3	二孙本	3卷	分目	有	有	有	无
4	顾观光本	4卷	总目	无	无	有	无

从上表可知，过孟起本虽为残卷，但编写体例如目录、药物的分部、产地、校勘记等方面继承卢氏《医经种子》本较多，序录置于正文前单列，三品药物各自成卷，每卷分布次序为该卷药物目录居首，其后为药物条文。每味药物药名置

[1] 参见（清）过孟起重修：《本草经》，清康熙二十六年丁卯（1687年）刻本，第2页。

[2] 参见（明）卢复辑：《神农本经》，明天启四年（1624年）《芷园医种》本，第1页。现藏于上海中医药大学图书馆。

[3] 参见（清）孙星衍、孙冯翼辑：《神农本草经》，清嘉庆四年己未（1799年）阳湖孙氏问经堂丛书本，第1页。

[4] 参见（清）顾观光辑：《神农本草经》，清光绪九年癸未（1883年）独山莫祥芝《武陵山人遗书》本，第1页。顾观光所辑《神农本草经》，成书于清道光甲辰（1844年）九月霜降日，顾氏卒于清同治元年（1862年），其生前好友张文虎请上海知县莫祥芝刊刻顾氏遗著，曰《武陵山人遗书》。

于顶格，并用黑色大括弧作以分隔，条文有句读，包含该药性味、主治、别名等，药物未分部，但无产地、校勘记。二孙本承袭过氏，依然采用分目录，且将原有《本经》序录拆分，每卷的体例为序录各品药的总论句，如“上药一百二十种……不老延年者本上经”＋该品药目录＋本品药条文，每品药物分玉石、草、木、人、兽、禽、虫鱼、果、米谷、菜10部，每味药物条文置于顶格，包含性味、主治、别名、产地等，之后为校勘记。较前三者，顾观光本变化显著，总目录与序例为卷一，卷二、三、四即为三品药物正文，共四卷，总目录也由之前的分目录合为总目，附校勘记。可见，《神农本草经》诸辑本中，过孟起《本草经》上承卢复《神农本经》，下启二孙本及顾本，作为清代《本经》最早的辑本，虽残缺不全，仍具有独特的学术价值。

好友黄中坚在《光福志》肯定其医术：“过君绎之，以医行于光福里，里中皆以为良医也。”[1]更赞叹其品性：

> 乃君既不以所有自多，亦不以所无自少，而唯孜孜务积德以丰之，可谓贤已。惜世人徒知君之善医而不知其意不在医，知君之尝为儒而孰知其专于儒之深于儒也。[2]

过孟起本人尤其仰慕南宋儒医许叔微，并表露心迹：“医业近儒可济人，由是究心岐黄，务行利济，其所全活甚众”。[3]综上所述，清代康熙年间苏州人士过孟起，源自江南浓厚的文化氛围、灵秀的人文气息，治儒学、精医通戏曲；然而作为一名清代初期的中下层儒医，其诸多成就仍待进一步挖掘。

（原载《中医药文化》2019年第3期，署名张亚妮、杨奕望）

[1]（清）徐傅编，王金庸补辑：《光福志》卷十一《集文》，第306页。

[2] 同上书，第307页。

[3] 同上。

第四节　清初江南名医马元仪的学术承启

马元仪（约1634—1714），名俶，号卧龙老人，江苏吴郡（今江苏苏州）人，清代康熙年间江南医家。马元仪医术高超，名噪一时，曾任《大清会典》《明史》《三朝国史》纂修官的尤珍称其：

> 为时良医，而于伤寒一症，尤能洞见脏腑症结，标本虚实，正变隐见，传染错迕。一切危难险急，人所聚讼，却顾彷徨，而罔知所措者，君独灼然，挺超卓之识，排众人拘墟之见，而剖晰其所以然，庀方调剂，动中窾綮。时人始而骇，继而疑，终则翕然頫首而叹服。[1]

陆秉鉴与马元仪交往多年，深知其出神入化的医术。

> 戊寅秋，获交元仪马君，见而心折，而太淑人之病赖君以痊。余两患危险之症，后赖君而治。回忆十数年间，一门之内以及亲朋族党，病不胜数，君每投辄效。诸所治者，或万难措置，人所瞪目敛手，而君剖析精疑，洞中理要，屈指奏功，毫发不爽。用君之言，无不瘳者，违君之言，罕有存者，盖君之学深矣！[2]

时人有病，已然达到了非马元仪不治的地步。被誉为"江左无双"的诗文家张大受生动描绘当时场景：

---

[1]（明）沈颋编著，（清）马俶增订，陈熠点校：《病机汇论》，人民卫生出版社1996年版，第10页。

[2] 同上书，第12页。

> 众医之聚而议于病者之室，曰：请待先生。有闻其病之滨于危而复起者，辄逆之，曰：是必马元仪力也。问之，果然。[1]

一、入室朗仲，士材亲炙

马元仪自幼习儒，何以练就如此精妙医术？同乡尤珍以为，“元仪马君，本儒家子，讲求岐黄之术，为李士材、沈朗仲入室弟子，得其指授，为时良医。”[2]好友陆秉鉴持论相似，“君之学出于沈君朗仲，又获亲炙于李君士材，信乎渊源有自。”[3]张大受观点大同小异，“吾吴元仪马先生精于医者也，而其学独出于云间沈、李二家。”[4]可见，清初时人一致认为：马氏精妙医术源出师门。

《病机汇论·自序》马元仪讲得明白：

> 余幼业儒，改而业医，缘数奇也，而务在明理，因师事朗仲沈先生。先生派出云间李士材之门，余因沈先生，兼得事李先生。是二师者，皆神明于医，而深入堂奥者也。[5]

马元仪的老师沈朗仲（又作郎仲），名颋，以医擅名且品行高雅，民国《吴县志》记：“颋究心岐黄术，得东垣派，为吴名医。”[6]而沈朗仲的老师李士材（1588—1655），名中梓，号念莪，更为明清之际的儒医大家。《（乾隆）江南通志》

---

［1］（明）沈颋编著，（清）马俶增订，陈熠点校：《病机汇论》，人民卫生出版社1996年版，第14页。

［2］ 同上书，第10页。

［3］ 同上书，第12页。

［4］ 同上书，第14页。

［5］ 同上书，第16页。

［6］ 曹允源、李根源纂：《民国吴县志（二）》卷七十五上《列传·艺术一》，载《中国地方志集成·江苏府县志辑》第12册，江苏古籍出版社1991年版，第507页。

载："李中梓，字士材，上海人。有文名，善医，屡疗危症，皆奏奇效。所著有《颐生微论》《内经知要》诸书。"[1] 马元仪为李士材、沈朗仲入室弟子，得益于名师耳提面命；加之马氏穷探《灵》《素》奥窔，五十多年临证活人无数，终成一代名医。

古稀之年的马元仪，看到《医宗必读》《内经知要》等李师之书海内流传，而沈师之著述，未经剞劂。马元仪不顾年迈体弱，在众弟子协助下，为沈师校订《病机汇论》。恰如六十多年前，沈朗仲协助业师李中梓删补《颐生微论》一样，殚精竭虑，补缺正误，"而于诸证后辄赘数语，勘校得失，以明证治大意"[2]。《病机汇论》十八卷，列病证六十门，每种病证以脉、因、证、治依次论述，"采集先贤议论，远追轩岐，近至张景岳、喻嘉言、李士材辈，无不具备"[3]。马元仪为每门病证增加按语，既综合历代前贤引述之精要，又阐发师门、本人诊疗之经验。

试看"痹证门"按语，马氏首先对《内经》、张子和、朱丹溪、王肯堂等先贤论述予以归纳、概括：

> 痹者，闭而不通之义。由风、寒、湿三气杂至，则经络壅闭，血气不行，而病为痹也。其证有三：曰痛痹者，经脉挛痛，即痛风之属；曰行痹者，流走不定，即走注历节风之属；曰着痹者，重着不仁，即麻木之属。[4]

其次，分析风寒湿三气杂至合而为痹的病机，或合或分，以言其要：

> 盖寒主收引，湿主沉滞，风善行而数变，故其为病不同如此。夫风

[1]（清）黄之隽等编纂，（清）赵弘恩监修：《（乾隆）江南通志》卷一百七十《人物志·艺术》，清乾隆二年（1737年）重修本，第15页。

[2]（明）沈颋编著，（清）马俶增订，陈熠点校：《病机汇论》，第21页。

[3] 同上。

[4] 同上书，第706页。

也，寒也，湿也，合而言之，则风者寒之帅，寒者风之威，湿与寒又同阴气。分而言之，风则为阳邪，寒则为阴邪，湿则从寒从热之化。[1]

再次，指出当下证治偏误：

独是今之治此者，皆用辛散燥烈之剂，此惟寒湿成痹，得热药开通之力，可以获愈。若遇阳邪之候，必反增其病矣。[2]

然后，介绍自己的用药经验：

余每用生地、红花、当归、丹皮、酒炒黄芩、连，秦艽、防风、制首乌之属，以治热痹，获效甚速。[3]

最后，马氏剖释方药配伍，无所保留，以励后学：

盖风热所淫，必伤其血，生地、丹皮、酒炒芩、连所以清血中之热；制首乌、秦艽、防风所以平血分之风；当归、红花所以通血中之滞。风散热退，血气通和，而痹自已。此余独得之秘，谨书于此，以备学者采择焉。[4]

再以“水肿门”，马氏按语以窥其要：

[1]（明）沈颋编著，（清）马俶增订，陈熠点校：《病机汇论》，第706—707页。

[2] 同上书，第707页。

[3] 同上。

[4] 同上。

水肿之病，水气不行而留积脏腑，浸淫肌肉，甚而精气皆化为水也。而所以水气不行者，则在肺、脾、肾三脏。盖水为至阴，故其本在肾；水化于气，故其末在肺；水性畏土，故其制在脾。所以古人论治，皆不外此三脏，但未详辨虚实阴阳，为未备耳。余试言之：凡郁结太甚，则肺气实而气化不行；损伤过度，则肺气虚而气化不及。此肺病之有虚有实也。膏粱太过，则脾气壅而湿热内生；藜藿不充，则脾气弱而运行失职。此脾病之有虚有实也。独肾之为病有虚无实，惟当分别阴阳。盖肾虽一脏，而水火位焉。水失其位，则不能分泌，而湿热以留；火失其位，则无以制阴，而水道泛溢。此肾病之有阴有阳也。……人知土能治水，而不知阳实制阴；人知气化为精，而不知精能化气。噫！医中玄妙，岂易言哉？[1]

在《病机汇论》原稿基础上，马元仪的按语，提纲挈领先贤要旨，抽丝剥茧阐发医理，苦口婆心分析偏弊，倾囊而出良药秘方，堪称点睛之笔。对于沈朗仲手定原本乃至士材学说，都起到阐明发微的作用，令后世医者得以窥其堂奥。沈朗仲入室弟子马元仪，青出于蓝，成为清初医学承启的关键人物，为士材学说添光生色。

二、私淑西昌，石顽益彰

马元仪师出沈朗仲、李中梓一支，医界定无异议。而《四库全书总目》提要《马师津梁》中又称“元仪受学于云间李士材、西昌喻嘉言。士材，李中梓之字。嘉言，喻昌之字”[2]。喻昌（1585—1664），字嘉言，号西昌老人，江西新建（今

[1]（明）沈颋编著，（清）马俶增订，陈熠点校：《病机汇论》，第474—475页。

[2]（清）永瑢、纪昀等编：《钦定四库全书总目》卷一百〇五《子部·医家类存目》，清乾隆五十四年（1789年）武英殿本，第32页。

江西南昌）人。喻氏医名卓著，冠绝一时，与张璐（字路玉）、吴谦（字六吉）并称“清初三大家”。《四库提要》给后世留下错觉，以为马元仪亦是喻昌弟子。实则在《病机汇论·自序》中马元仪表述非常清楚：

> 有喻嘉言先生者，亦同时之俞、扁，与李、沈二师，最相契合。余恨未及亲炙，窃私淑之。是二师一先生者，皆有撰录。[1]

可见，马元仪不曾受惠于喻昌的当面教诲，故称谓上迥然而异。与李中梓、沈朗仲两位恩师不同，马元仪称喻昌为先生，而非老师。

不过，马元仪一直神驰喻昌学验，认为最能契合李、沈二师。喻氏年长近五旬，马元仪私淑之。《病机汇论》反复引用喻氏观点，如“痰饮门·吐法”、“咳嗽门·辨秋伤于湿冬生咳嗽”、“疟门·温疟有二”、“胀满门·论积久成胀”、“水肿门·论三阴结谓之水”、“滞下门·升举之法”等，不下十数次。尤其在“关格门”，马氏按语：

> 独喻嘉言谓：关格之证，阴阳不交，各造其偏，且其论治，有进退黄连汤之法，所谓握枢而进，以渐透于上下。妙哉！斯理当从悟得，非学可几也。……黄连汤正和脾胃而通阴阳之要药，嘉言所以深有取于此也。若专理其阳，则阴益病，专理其阴，则阳转伤，唯有黄连汤一法，仲景用之以开发胃邪，而和上下之阴阳，嘉言用之以转输胃气，而通格拒之荣卫。嘉言之心，即仲景之心耶。神矣，神矣！[2]

马元仪对于喻昌的敬佩，溢于言表。另如马氏医案《印机草》所述：

[1]（明）沈颋编著，（清）马俶增订，陈熠点校：《病机汇论》，第16页。

[2] 同上书，第433—434页。

表邪与内燥相合，即系风燥。二邪为病，不当但从表散一法。以风剂多燥，转能耗液为害，愈逆也。然使以苦寒之剂治火而遗风，则不但壅遏外风为逆，且苦从火化而能尅金，寒从水化而亦伤血。以气结津枯之体，堪重夺其血而益其火乎？……今之治法先宜肃清肺气，气清而火降，火降而风自熄矣。[1]

这些观点，无疑深悉喻昌“清燥救肺”真谛。综上，表达为马元仪私淑喻嘉言，更为妥帖。此外，亦有学者认为马元仪为张璐门人。张璐（1617—1699），字路玉，号石顽老人，江苏长洲（今属江苏苏州）人。张氏医术超群，名声显赫，为清初医学大家。近代名医周学海（字澂之，1856—1906）《评点马氏医案印机草》，按语直云“马先生为石顽门人”[2]，并以马元仪承袭张石顽治法，运用白虎汤治疗三阳合病加以证明。现代医家顾渭川（字梦熊，1885—1966），亦沿袭周氏说法[3]。

然而，《病机汇论·自序》中，年近八旬的马元仪回顾一生医学历程，并未提及张璐。似乎单凭学术观点相近，即直言马元仪为张氏门人，难免武断。事实上，马元仪年逊张璐约十七岁，学术上确实存在着交流、影响。《评点马氏医案印机草》就详列“张石顽伤寒绪论”，讨论“伤寒之兼湿热者甚多”的治法，马氏与张氏持论大体相合。又如前文述及的张大受，应马元仪之邀为《病机汇论》书写序言，即张璐之侄；康熙三十八年，张大受曾为刚刚过世的伯父张璐所著《张氏医通》序跋。《张氏医通》为张璐的代表医著，历 50 余年心血完成，参阅者就多达 61 位，其中从学者 13 人，其余校阅者 48 人。马元仪没有列入 13 人之中，大致可推测并未投师张璐门下；马元仪倒是校阅的 48 人之一，参与《张氏医通》

[1]（清）马俶：《印机草》，清康熙五十二年（1713 年）刻本，第 17 页。

[2]（清）周学海：《评点马氏医案印机草》，见《周氏医学丛书》（第二集），安徽建德福慧双修馆 1911 年刻本，第 1 页。

[3] 顾渭川：《顾氏评注印机草》，上海中医学院附属中医文献研究馆 1959 年版，第 1 页。

校阅。此外，李中梓的另一重要传承人尤生洲（名乘，号无求子）与马元仪一样，共同参阅医书。因此，《张氏医通》所引用的130种书目中，包括《李士材颐生微论》《医宗必读》《病机沙篆》《诊家正眼》《士材医按（案）》等一系列李中梓著作，《沈朗仲医按》也列其中[1]。可见，非必拜入师门，亦可通过参校医籍等途径，使不同流派的医学思想得以交汇、融通，医术由此磨炼、提高。

三、慧识在泾，后学津梁

马元仪学验俱富，在清初的吴中乃至江南地区声名卓然，从学者络绎不绝。民国《吴县志》记述："（马）俶在康熙时医名籍甚，从游者甚众，朱绅、盛笏、项锦宣、吕永则、俞士荣、江承启，其最著者也"[2]。马氏门人朱大章（翰文）、盛笏（觐尊）、项锦宣（耀雯）、吕永则（芳洲）、俞士荣（天阶）、江承启（夏园），无一例外参与《病机汇论》校阅，他们的医理、医术，由此得以突飞猛进。其中，朱绅，字大章，号翰文，十五代世医，求学于马元仪，以疡医著称[3]。弟子姜本位（思吾）在参阅《病机汇论》外，抄录老师马元仪的医论、医方，命曰《马师津梁》[4]。遗憾的是，限于姜氏学识，所记稍显简略、杂乱，后世评价不高。然而，《马师津梁》"谨守绳尺……知其亦见寒医寒，见热医热，随时补救之技，非神明其意，运用自如者矣"[5]，仍具一定学术价值。又一传人汪光爵（缵功），先前与老师马元仪一起参与《张氏医通》的校阅，后来也参阅《病机汇论》。汪光爵不仅传承马师的高妙医术，行为处事也深受影响。民国《吴县志》载：

---

[1] 参见（清）张璐：《张氏医通》，清康熙四十八年（1709年）宝翰楼刻本，参阅姓字、引用书目。

[2] 曹允源、李根源纂：《民国吴县志（二）》卷七十五上《列传·艺术一》，第507页。

[3] 参见曹允源、李根源纂：《民国吴县志（二）》卷七十五下《列传·艺术二》，第521页。

[4]（清）马元仪撰，（清）姜思吾校：《马师津梁》，载《四库全书存目丛书》子部第50册，齐鲁书社1995年版，第1页。

[5]（清）永瑢、纪昀等编：《钦定四库全书总目》卷一百〇五《子部·医家类存目》，第32页。

汪光爵，字缵（原书作“赞”）功……父殁，遂世其业，决病死生多奇中。性慷慨，喜恤贫乏，尤急亲友患难。吴中以医自鸣者，往往乘人之急，以要重利，或朋比矫诈，光爵以为耻。识者奇其术，尤服其品也。[1]

儒医大家风范，急危济世之心，一览无遗。

马元仪、尤在泾更是享誉医林的师徒楷模。尤怡（？—1749），字在京，晚年字在泾，号拙吾、饲鹤山人，江苏长洲（今属江苏苏州）人。少时家道中落、贫困潦倒，除夕夜不得不“卖字于佛寺”易米以维系；但勤学不倦，博览群书，往来皆一时名流。尤怡“业医始，不著于时”，生活陷入窘境。而此刻马元仪“负盛名，从游者无数。晚得大父（大父指尤怡，《大父拙吾府君家传》为尤孙世楠所记）喜甚，谓其夫人曰：吾今日得一人，胜得千万人矣。后先生著书甚多，皆大父所商榷以传，于此见前辈之卓识云”[2]。马元仪慧眼识珠，在众多弟子中，相得尤在泾俊材。

马元仪增订《病机汇论》时，年过七旬，尤在泾协助老师完成大量工作，成为该书最主要参订者。马元仪对此不惜溢美之词：

门人尤子在京，以儒家子攻医业，其于《灵》《素》诸书，颇能抉其精微。风晨雨夕，辄过余讲究斯理，与余相得甚欢，因与参订《汇论》一书。误者正之，缺者补之，是书遂益可观，而吾志亦可以遂矣。[3]

马元仪与尤在泾，师徒相得甚欢，齐心岐黄，磨砺治法，商榷方药，亦如

[1] 曹允源、李根源纂：《民国吴县志（二）》卷七十五上《列传·艺术一》，第514页。

[2]（清）尤世楠：《大父拙吾府君家传》，见（清）尤怡：《金匮翼》，清嘉庆十八年（1813年）心太平轩刻本。

[3]（明）沈颋编著，（清）马俶增订，陈熠点校：《病机汇论》，第16—17页。

多年之前沈朗仲传授马元仪。尤在泾尽得真传，术乃大进，到了“晚年，学益深造，治病多奇中，名始著”[1]，成为江南医林翘楚。尤氏所著《伤寒论贯珠集》《金匮要略心典》，是后人研读《伤寒论》《金匮要略》必备之书，至今仍然广受推崇。

毋庸置疑，尤在泾后来的成就与恩师马元仪先前的倾囊相授密不可分。《中国医学源流论》简述其要：

> 士材之学，一传为沈朗仲，再传为马元仪，三传为尤在泾。《病机汇论》十八卷，本朗仲所辑，元仪晚年与在泾参订成之。凡分六十门，首脉，次因，次证，次治，辑前贤方论，皆终于士材，实士材一派之学最完全之书也。[2]

回顾马元仪的一生，承名师、授高徒，旁及诸家、精研医理，让医学薪火延绵传递、踵事增华。在不断完善医术、成就医名的同时，马元仪称得上士材学派乃至清初江南医学承启的枢纽。

（原载《南京中医药大学学报：社会科学版》2015 年第 3 期）

[1] 赵尔巽等:《清史稿》卷五百〇二《列传二百八十九・艺术一》，民国十七年（1928）清史馆本，第 6 页。

[2] 谢观:《中国医学源流论》，澄斋医社民国二十四年（1935 年）版，第 20 页。

第五节 “申江第一名医”：费绳甫的近代媒体形象

费绳甫（1851—1914），字承祖，江苏武进人，孟河费氏医学代表费伯雄（1800—1879，字晋卿）之长孙，亦为孟河名医马培之（1820—1903，字文植）的外甥。他承祖训，秉家学，勤学不懈，遍习子史、医经典籍。自幼随祖伯雄、父应兰[1]（1823—1896，字畹滋）悬壶乡里，深得费氏医学奥义，祖父更尽以所学授之。费绳甫年轻时即闻名乡里，孟河小镇求诊者日以百计，稍久声重两江。据载“当其少年，祖孙同时为人治病，求治者老少无所择焉，伯雄公恒引以为大乐，曰：吾道传矣。”[2]祖孙情深，晚年（1912年）费绳甫将祖父《医醇剩义》《医方论》《留云山馆文钞》《留云山馆诗钞》附诗余，重新校订汇编一册，名曰《费氏全集》。

一、孟河费氏，申江翘楚

因正在家乡忙于诊务，所托非人，费绳甫参与的盐业贸易，遭遇重大债务以致破产，无奈迁居上海。

> 有张某者，为之经纪商业，瞯先生之无暇兼顾也，遽陷之，至于破产。所亲固请讼诸官，先生不可，曰：吾虽破产，吾力犹足以复振，张某果对簿，有一死自解而已，徒伤人命，无益吾事，不如其已。终弗

[1] 孟河名医费伯雄、马培之有不少著作留世，向来备受关注，已有大量研究专著、论文，不一一列举；费应兰关注度不高，其事迹、著作可参考陈传：《费应兰医著考略》，《中医文献杂志》2001年第1期。

[2] 佚名：《费绳甫先生事略》，《神州国医学报》第二卷第十一期，民国二十三年（1934年）七月十五日，第24页。

问。为偿债计，于是移砚申江。[1]

1893年的上海，开埠已历半个世纪，江、浙、皖、赣、鲁、粤等各省以及海外移民不断汇集，海纳百川，得风气先，成为近代中国最为开放的城市。以孟河医家为例，巢崇山（1843—1909，名峻，晚号卧猿老人）在1859年前后抵沪，以针刀治疗肠脓肿而驰名；青年丁甘仁（1865—1926，名泽周）约在1890年，由苏州辗转来沪深造、临证（丁氏在申城创办上海中医专门学校与上海女子中医专门学校、创办上海国医学会等卓著贡献，则是民国时期的后话）。

抵沪未几，《申报》即以“名医到沪”为题广而告之，“孟河费绳甫先生业已到沪，仍寓三马路东鼎新里张景初医室内”[2]，稍后独立设诊于庆顺里（现上海市北京东路云南北路附近）。费氏“和缓醇正”的医风、高妙超群的医术，很快脱颖而出，以善治危、大、奇、急诸病引领海上。善决死生的医技，或为偿还债务，费氏诊费高出同侪不少。此后二十余年，费绳甫的医名、行迹，频频见诸报刊。如《绍兴医药学报》“费氏医案”编者按语载：

> 费君绳甫，为武进名医费伯雄君之文孙，在上海行道有年。其诊例、门诊墨银四元，号金六角，出诊墨银二十四元，俗称为“申江第一名医”，鼎鼎盛名，如雷贯耳久矣。[3]

报刊媒体的报道，二十世纪初“申江第一名医”的徽号，几乎没有争议，归于费绳甫名下。“恩荣五召”的青浦世医陈莲舫（1839—1916，名秉钧），晚年移诊上海六马路（现黄浦区北海路），久负盛名，仍推崇费氏备至。陈去世二十余

---

[1] 佚名：《费绳甫先生事略》，《神州国医学报》第二卷第十一期，民国二十三年（1934年）七月十五日，第23页。

[2]《广告：名医到沪》，《申报》1893年3月11日，第6版。

[3]（清）费绳甫：《费氏医案：虚秘医案湖南周子绅君来稿》，《绍兴医药学报》己酉（1909年）七月第十五期，第11—12页。

年后，《神州国医学报》有文章回忆两位交往：

> 费、陈齐名，陈年长于先生，榜其门曰“御医陈徵君”。然遇与先生同诊，则陈常谦抑，立案必推先生主稿。[1]

在其他材料中，也隐约可知二十世纪初期沪上名医，在官场、商场的影响或地位。以晚清官商盛宣怀（1844—1916，字杏荪）《粤汉铁路总公司盛督办札文》为例：

> 光绪二十七年，因上海五方杂处，病症太多。此大口岸各国医院林立，独我中国并无官医局。虽有良医，贫人无力延请，坐以待毙者不知凡几。本大臣与各商董恻然心动，遂议由电报商局筹拨公款，以资创举……应即遴请医师。二品顶戴、刑部主事陈秉钧，二品衔候选道费承祖，二品封典、候选同知巢峻……均为上海医局总董。赶紧购备房屋，议订章程，迅速开办，量力而行。[2]

1901年，筹资创设上海医局时，粤汉铁路总公司督办盛宣怀遴选海上名医为总董，这依次是陈莲舫、费绳甫、巢崇山三位。费绳甫与盛宣怀及其家族，关系甚密。费氏曾治愈盛杏荪之第七女的赤白痢[3]、盛杏荪之第四女的喉症瘟疫[4]、盛揆臣（宣怀长子）之长子的湿温高热[5]、盛揆臣之女和次子的喉科危症[6]，以

[1] 佚名：《费绳甫先生事略》，第24页。

[2] 夏东元编：《郑观应集》下册，上海人民出版社1988年版，第198—199页。

[3] 参见（清）费绳甫：《孟河费绳甫先生医案》痢，载（清）费伯雄、费绳甫：《孟河费氏医案》，上海科学技术出版社1964年版，第66—67页。

[4] 参见（清）费绳甫：《孟河费绳甫先生医案》喉科，第129页。

[5] 参见（清）费绳甫：《孟河费绳甫先生医案》湿温，第59页。

[6] 参见（清）费绳甫：《孟河费绳甫先生医案》喉科，第128页。

及盛杏荪第七女之乳妈的喘脱[1]等。不止于盛氏家族，其实早在青壮年时期，费绳甫每每替代祖父或是本人受邀出诊救治，与江南大小官员多有交往。如曾国荃（1824—1890，字沅甫，曾国藩九弟，谥忠襄）：

> 曾忠襄之督两江也，病湿热，诸医莫能治，慕先生名，优礼延至南京，不数方而告痊矣。忠襄与先生数数接谈，认先生为有经济才，欲特疏密保才堪大用，命僚属征同意，时先生已由恩贡积资至花翎候选道。既治忠襄病而大效，一时道府提镇近水楼台，咸乐与先生交。与先生结金兰者，有二三十人之多。名将如章高元、郭宝昌，其尤著者也。[2]

悬壶海上后，与苏沪本地官员，特别是父母官上海道台[3]蔡钧（1897—1899年在任）、袁树勋（1847—1915，字海观，1900—1906年在任）等私交甚笃。费氏曾治疗袁树勋的郁证（肝郁挟痰阻胃、气失通降）[4]；《神州国医学报》另载其脉诊：

> 袁海观继为上海道，求诊于先生。先生脉之，曰：观察脉秉六阴，而饶神采，一如曾忠襄、刘忠诚，异日必当开府。后袁果仕至两广总督，是先生精于太素脉之验也。[5]

官场的八面驶风，看来医家已然谙熟。而费氏太素脉之精妙，更毋庸讳言。超卓的医术，逐步成就了费绳甫晚清“申江第一名医”的美誉。

---

［1］ 参见（清）费绳甫：《孟河费绳甫先生医案》脱，第92页。

［2］ 佚名：《费绳甫先生事略》，第23页。

［3］ 参见梁元生著、陈同译：《上海道台研究——转变社会中的联系人物，1843—1890》，上海古籍出版社2003年版，第160页。

［4］ 参见（清）费绳甫：《孟河费绳甫先生医案》情志，第79页。

［5］ 佚名：《费绳甫先生事略》，第24页。

二、中西论争，风口浪尖

然而，二十世纪初期的上海西风渐甚，报刊媒体首当其冲。1904年，周雪樵[1]（1864—1910，名维翰）在上海创办《医学报》，旨在熔铸中外，提倡引进西医，改良中国医学。1909年以前，《医学报》是医学界舆论的领导[2]。

孟河费氏无愧于传统中医的代表，费绳甫在近代上海医界的显赫声名，加之时为同行诟病的高昂诊费，一下将费氏推入中西论争的风口浪尖。光绪三十二年（1906年）九月至十一月间，《医学报》五期连载《论孟河费氏之治病》[3]，视之为传统中医的弊端、医学发展的障碍，云：

> 越至于今，最为医学中之大障碍，使中国医学历劫而不能进步者，则为孟河费氏之治病……况不但不取人之长，且复自弃其长，如费氏之治病者乎。[4]
>
> 然费氏之宗旨，非在治病也，在鸣其脉学耳。于是，如武候（侯）之读书，略观大意焉；如渊明之为学，不求甚解焉。以如是之宗旨，行如是之方药，盖如狼之与狈、形之于影，交相为用者也。[5]
>
> 遂有此孟河费氏之一大怪现象，为全国名医之代表焉。有志之士不

---

[1] 周雪樵生卒、事迹等详情，可参见叶舟：《熔铸中外：周维翰与〈医学报〉》，《地方文化研究》2018年第4期。

[2] 赵洪钧：《近代中西医论争史》，安徽科学技术出版社1989年版，第75页。

[3] 五期连载的论说，均未署名。大多认为文章作者为周雪樵，他是《医学报》创办者，1908年前均由其主编。周氏为江苏常州人，推测与常州武进孟河医派有一定渊源，目前尚未看到他与孟河费氏及费绳甫本人存有芥蒂的资料，应该是看待中西医学的不同观念所致。

[4]《论孟河费氏之治病》（一），《医学报》第五十五期，光绪三十二年（1906年）九月望日，第2—3页。

[5]《论孟河费氏之治病》（四），《医学报》第五十八期，光绪三十二年（1906年）十一月朔日，第2页。

必徒咎费氏也，欲全国名医之不为，费氏必也。业医者，必由学堂，必由考试，借镜东西国而取其长，细核古今书而删其谬，使医学昌明、真理发现而后可。[1]

两年多后，《绍兴医药学报》依然延续上述笔调，在记叙费绳甫“虚秘医案”，六诊效果不甚理想、变证频发之后，编者按语评论：

想沪江名医林立，能作此等方案者，谅亦多多益善。而费君竟获第一名医之徽号，价值之昂，一至于此。无怪周君雪樵，于上海《医学报》中丑诋之，呜呼！上海为中国医界之代表，而费君又为上海医林之翘楚，其证治学尚如斯，宜乎东西医士排斥中医不遗余力也，特录之以广见识。[2]

数年之间，学术上倾向西学、崇尚中西汇通的报刊媒体，把费绳甫当做标靶口诛笔伐，俨然将孟河费氏视作食古、保守的老旧中医代表。反观如此过激之言辞，看来他们尚无法理解费氏醇正和缓、灵活权变的医风，传统医学随时代之演进，而有稳健之进步。舆论漩涡中，费绳甫以及门下弟子，没有针锋相对，选择了宽容与大度，依然忙于日常诊务，以实实在在的治病救人作为有效回答。

三、传道继业，历久弥新

弟子们始终以孟河费氏门人为荣，如“孟河良医：薛（逸山）先生为费绳甫名医高足”“孟河费绳甫门人林衡逋内科”“孟河费氏医院：医务主任朱漪斋（费

[1]《论孟河费氏之治病》(五)，《医学报》第五十九期，光绪三十二年（1906年）十一月望日，第3页。

[2]（清）费绳甫：《费氏医案：虚秘医案湖南周子绅君来稿》，第12页。

绳甫先生门人)”，此类推广介绍在民国时期的报刊常常可见。

民国三年(1914年)，费绳甫离世，卒年六十有四。费氏子女，记载如下：

> 丈夫子四，长保镛，字子振；次保初，字子良；三保纯，字子敬；四保铨，字子权。女子子二人，长适庐江曹肯堂子章甫，肯堂本狼山总镇兵，与先生先通谱而后缔姻者也；次适吴县徐相任，亦从受医学。[1]

此后二十余年，如“孟河费绳甫先生子子敬内外科”“孟河费绳甫先生子子权医例”“孟河费绳甫老先生子子良先生由孟来申”“孟河费绳甫孙子权次子赞臣医例”“孟河费绳甫长孙继武现已返沪照常应诊”等，频频见诸报端，孟河费氏一直是良医妙术的象征。其中，又以徐相任[2]、费子彬[3]两位医名更盛。“孟河费绳甫先生之快婿徐相宸，精理男妇老幼寒热虚实重大危险各症”[4]；“肺痨病专家孟河费子彬先生，系医宗费伯荣(雄)之曾孙，家学渊源宏富，历年治愈各期肺病”[5]；孟河费氏以及费绳甫，依然是《申报》等媒体医药宣传的金字招牌。

民国二十三年(1934年)，费绳甫谢世二十周年之际，徐相任以切身跟师、临证体会，在《神州国医学报》刊登《孟河费氏医学之解剖》，从宗旨、学术、居心、成绩、成功之理由等五个方面全面剖析孟河费氏医学。

费氏医学之宗旨：不沾沾于去病，不斤斤于治标，不规规于小利，不急急于速效。学术上，特别注重察脉、辨证、选药、制方等四项。如费氏察脉：

---

[1] 佚名：《费绳甫先生事略》，第24页。

[2] 徐相任(1881—1959)，原字相宸，名尚志，晚号无私老人，江苏吴县人。费绳甫二女婿，十九岁弃举业随岳丈习医，历十四年。壮年起设诊于上海北泥城桥东塊鸿兴里第一弄，临证五十余年，徐氏以诊治霍乱等时疫著称，亦以理虚见长，并致力于费氏医学的整理研究。

[3] 费子彬(1890—1981)，字保彦，绳甫胞弟费惠甫(名绍祖)之子，即费绳甫之侄。1926年秋，在上海静安寺路鸣玉坊七号，创设孟河费氏医院。1949年春，费子彬由上海南下香港，继续悬壶救人，医术高超而声名远播。详情可参阅费侯碧漪编：《费子彬全集》，古玉虹楼1984年版。

[4] 该广告及其类似宣传反复刊登，如见《申报》1915年1月10日，第11版。

[5] 该广告及其类似宣传也反复刊登，如见《申报》1932年7月16日，第16版。

> 仔细推寻，费时颇久，大约候脉左右两手，各在二百五十动以上。期于脉之神态毕露而后止，故能不待问而知病，善决死生。[1]

又如费氏选药，具有一定之规：

> 第一，选其切病。第二，选其合原（合乎病原）。第三，选其性纯。所谓纯者，非猛烈者概屏不用之谓也。病而非急，更有纯于此者，则用其尤纯者焉。病已危笃，非大将重剂弗能剿，亦必选其最正确而绝无反应者，如量而止，无过不及。此则药性有特殊之研究，非本草成文所能限已。[2]

孟河费氏之居心，完全为病人生命计，完全为病人经济计。"善治疑难大证，直探本原，举重若轻……惟其纯粹以精，故能以平淡而收神奇之效"，故而，孟河费氏"人以奇而我以醇，人在险而我在夷，人张皇而我安闲，人急遽而我从容"[3]。不经意间，对于二十七年前《医学报》的发难，给予了回应。

建国后，近代名医名家的学术经验，得到了广泛重视。二十世纪六十年代初，费赞臣[4]率先对祖父费绳甫的医学理论、治疗经验进行梳理[5]。此后，经过进一步归纳整理，孟河费氏及其费绳甫的医学经验，先后被收入《近代中医流派

---

[1] 徐相任：《孟河费氏医学之解剖》，《神州国医学报》第二卷第十一期，民国二十三年（1934年）七月十五日，第15页。

[2] 同上书，第16页。

[3] 同上书，第17页。

[4] 费赞臣（1903—1981），字守诚，费子权（名保铨）次子（子权为费绳甫四子）。幼承庭训，从父、伯学医，弱冠即应诊于上海三马路石路口景和里。1956年进入上海市第一结核病院，任中医科主任，尤擅肺痨诊治。

[5] 参见费赞臣：《费绳甫先生的医学理论和治疗经验》，《上海中医药杂志》1962年第4期。

经验选集》[1]《上海历代名医方技集成》[2]《海派中医学术流派精粹》[3]《孟河医派三百年》[4]《孟河医学源流论》[5] 等诸多专著。赴港济世的名医费子彬，晚年回顾明清以来孟河医学的起源、勃兴，并结合费氏自身经验为例，探讨孟河医学中处方、切脉、用药的特点[6]，垂范后学。

近四十年来，费绳甫及其孟河费氏医学的研究方兴未艾，临床涉及癫狂、眩晕、劳损、咯血、疟疾等各类病证。[7] 费伯雄、费绳甫祖孙的医案集《孟河费氏医案》，多次整理出版[8]，并收入多部医学合集之中。除临床病案研究外，作

[1] 参见上海中医学院编:《近代中医流派经验选集》，上海科学技术出版社 1962 年版，第 175—191 页；上海科学技术出版社 1994 年第二版，第 129—145 页；上海科学技术出版社 2011 年第三版，第 132—148 页。

[2] 参见施杞主编:《上海历代名医方技集成》，学林出版社 1994 年版，第 129—137 页。

[3] 参见上海市中医文献馆、上海中医药大学医史博物馆编著:《海派中医学术流派精粹》，上海交通大学出版社 2008 年版，第 58—63 页。

[4] 参见李夏亭主编:《孟河医派三百年——孟河医派研究荟萃》，学苑出版社 2010 年版，第 68—83、172—174 页。

[5] 参见［德］蒋熙德（Volker Scheid）原著，丁一谔、顾书华、陈琳琳等翻译:《孟河医学源流论》，中国中医药出版社 2016 年版，第 87—99 页。

[6] 参见费子彬:《明清以来之孟河医学》，载费侯碧漪编:《费子彬全集》，古玉虹楼 1984 年版，第 30—38 页。

[7] 关于孟河费氏相关研究甚多，仅举以费绳甫学术研究为主的数例，如费赞臣、费季翔:《费绳甫的治疗经验》,《新中医》1981 年第 12 期；金芷君:《善养胃阴　擅疗奇证——“近代一大宗”费绳甫》,《上海中医药杂志》1989 年第 5 期；潘焕鹤:《费绳甫学术思想初探》,《江苏中医》1991 年第 7 期；崔一丽、沈雄伟:《扶正不碍邪　祛邪不伤正——费绳甫临证特色初探》,《上海中医药杂志》1996 年第 6 期；董惜寸:《费绳甫治疗癫狂学术思想探讨》,《江苏中医药》2002 年第 10 期；季海刚、张琪:《孟河医家费绳甫从肾论治眩晕经验总结》,《光明中医》2011 年第 2 期；陈建明、张琪、曹震:《费绳甫治劳损重胃气证治特色初探》,《江苏中医药》2012 年第 12 期；沈春锋、陆炜青:《孟河医家费绳甫治疗咯血学术思想初探》,《湖南中医杂志》2019 年第 3 期；刘峻呈、周德生、颜思阳等:《费绳甫辨治疟疾学术思想探微》,《中医药临床杂志》2019 年第 6 期；等等。

[8]《孟河费氏医案》，除本文多次引用的上海科学技术出版社 1964 年繁体竖排本，常见还有上海科学技术出版社 2010 年简体横排本，朱建平、赵阳点校的学苑出版社 2012 年简体横排本及其 2019 年再版；并收入陆拯主编:《近代中医珍本集・医案分册》，浙江科学技术出版社 1994 年版及其 2003 年再版；等等。此外，还有根据抄本整理而成的《费绳甫先生医案》，吴九伟点校，上海科学技术出版社 2004 年版；《费绳甫医案医话》，山西科学技术出版社 2010 年版；《孟河四家医案医话集・费绳甫医案医话》，山西科学技术出版社 2009 年版；等等。

为孟河费氏杰出代表的费绳甫，中年以后更步入开埠后的上海，再次成就其医业辉煌，并被裹挟进入中西医抗争的漩涡。迄今看来，无论从家族谱系还是地域要素，不管从传播学角度抑或人类学视野，海上名医费绳甫的个案，均留下了极大的研究空间。

儒医修养篇

儒家学说在历史上曾经是中国传统文化的主导思想，对历代社会、文化及其科技等各方面都产生过重大影响，中医学更是深深打上其烙印。宋明儒学为中医学发展提供了理论指导，如朱丹溪的“相火论”、张景岳的“真阴论”等；反过来，中医学也为儒学发展提供了坚实可靠的第一手材料，是儒学发展的基石与助推器[1]。以医理喻儒家治国之理，增强儒理的说服性，成为儒理传播的有效方式，如明代青浦御医顾定芳应答嘉靖帝之“用药如用人”。中医学还促进儒学仁爱思想的发展，推动儒学哲理化进程，如晚明文学家冯时可在所辑医方《众妙仙方》之医喻“政亦有方，其疗民疾苦，斟酌于刚柔缓急间而行之，莫不有分剂度数，如用药然。智者明之，愚者昧之，仁者公之，不仁者私之，其高下不啻倍蓰，亦如医也。”

中医学突出仁爱的普遍性，一定程度上对儒家仁爱思想从道德判断到形而上学的发展起到推动作用。无论“士材学派”开创者李中梓，或是晚清“恩荣五召”的国医陈莲舫，都表现了儒者的高尚情操。这些海上儒医，高超的医术和出色的人品，使江南中医药踵事增华，学术影响遍及长三角地区、流布全国。

---

[1] 顾云湘：《宋明时期中医学对儒学发展的影响》，《中医药管理杂志》2019 年第 22 期。

第一节　以医起家　以儒经世：海上名人顾定芳的御医生涯

1993年初，上海肇家浜路、打浦桥路附近建房施工时，地下2—4米深处发掘出一处明代古墓葬群。医史专家高毓秋、解剖专家王连根、考古专家何惠琴等对墓主顾定芳顾从礼父子的古尸、棺椁及随葬品等展开了系列研究[1]，成果丰厚。在前贤基础上，笔者仅对顾定芳及其御医生涯，聊以续貂。

顾定芳，即顾世安、顾东川，三者分为其名、字、号，明清方志均强调顾氏家族及其本人的御医身份。如明《（万历）青浦县志》载："顾英，字孟育，崧泽里人。……其孙（定芳），号东川，以太学生荐授御医……俱有声朝宁，为海上名人"[2]。清《（嘉庆）松江府志》记载稍详："顾定芳，字世安，上海人。……定芳博学多识，尤精于医，世宗时召拜御医"[3]。利用何三畏《云间志略》、李绍文《云间人物志》等材料，顾氏生平事迹、人物关系等更为清楚。

一、乡绅生活及其交游

顾定芳生于明弘治己酉（1489年）三月，幼年孱弱，甫十五病瘥力学。

[1] 参见高毓秋：《沪地出土明墓及湿尸考古两则》，《医古文知识》1995年第1期；高毓秋：《明代御医顾定芳及其随葬品》，《中华医史杂志》2001年第2期；高毓秋：《明代御医顾定芳对中医文献学的贡献》，《医古文知识》2002年第1期。高毓秋：《上治治心　中治治形——明代御医顾定芳在心理治疗方面的成就》，《医学与哲学》2004年第1期；王连根：《上海明代古尸顾从礼的解剖与病理研究》，《上海第二医科大学学报》2002年第1期；何惠琴、张富强、朱庭玉、徐永庆：《一例明代古尸的研究》，《解剖学杂志》2003年第4期；等等。

[2] （明）卓钿修，（明）王圻等纂，赵文友点校：《（万历）青浦县志》卷五《人物传下·乡贤》，载上海市地方志办公室、上海市青浦区地方志办公室编：《上海府县旧志丛书》青浦县卷（上），上海古籍出版社2014年版，第89—90页。

[3] （清）宋如林修，（清）莫晋、孙星衍等纂：《（嘉庆）松江府志》（二）卷五十二《古今人传四》，载《中国地方志集成·上海府县志辑》第2册，上海书店出版社2010年版，第220页。

既游邑庠，随应例游太学，益务博览，自六籍子史以及稗官小说家，无所不该洽，至法书名画、金石鼎彝，皆能赏识鉴定。[1]

顾氏精通经史，旁及百家，“然屡举不第，既待次家食者久之”[2]，在家乡上海度过二十余年的缙绅生活。“公为人孝友，侍父母疾，医祷必虔，至以口续食，以体藉卧。宗党赖公衣食婚葬。置学田百亩，役田若干顷”[3]。顾定芳轻财重义，诸多德行善举，服务于海上。清《(嘉庆)松江府志》载，“故上海令莆田郑洛书[4]有惠政，没后三丧不举，定芳从莆田市地以葬，仍置田岁赡其子姓，天下闻而义之”[5]。顾氏“以德器称，练达世务”[6]，其洞明世事、孝义仁德，名闻朝野。

顾氏家族，世居江苏青浦崧泽（今上海青浦赵巷镇崧泽村），是明代中期江南世家望族之一。经祖顾英（字孟育，号草堂）、父顾澄（字源洁，号省轩）两代经营，风生水起。顾氏与文裕公陆深家、恭定公潘恩家、文贞公徐阶家，代有姻亲。顾定芳为顾澄长子，其母陆氏是大儒陆深（1477—1544，字子渊，号俨山，谥文裕）之姑母[7]，即陆深、顾定芳为姑表亲，且兄弟二人情谊深厚。《俨山

[1]（明）何三畏：《云间志略》卷十一《顾御医东川公传》，载刘兆祐主编：《中国史学丛书三编》第四辑第63册，台湾学生书局1987年版，第839页。

[2]（明）陆树声：《陆文定公集》卷八《修职郎太医院御医致仕东川顾公行状》，第2页。

[3]（明）李绍文著，刘永翔校点：《云间人物志》第三卷《顾东川》，见《明清上海稀见文献五种》，人民文学出版社2006年版，第186页。

[4] 郑洛书（1498—1536），福建莆田人，字启范，号思斋。正德十二年（1517）进士，授上海知县，有善政。嘉靖间，召拜御史，直言忤帝，出视南畿学政。十二年命科道官互纠，被劾落职。洛书家居再逾岁卒，年三十九。参见（清）张廷玉等：《明史》卷206《列传第九十四》，中华书局1974年版，第5446—5447页。

[5]《(嘉庆)松江府志》(二)卷五十二《古今人传四》，第220页。

[6]（清）应宝时等修，（清）俞樾等纂：《(同治)上海县志》卷十八《人物一》，成文出版社1975年版，第1368页。

[7]《顾母陆孺人墓志铭》载“孺人姓陆氏，讳素兰，议授承事郎省轩顾先生之配，广南太守草堂府君之冢妇，处士筠松先生陆公之季女，太学生定芳之母，而国子司业深之姑也”。参见（明）陆深：《俨山集》卷六十三《墓志铭二》，载《景印文渊阁四库全书》1268册、集部207册，台湾商务印书馆1986年版，第399页。

集》收载陆氏飞书表弟的信札十六首[1]，此处摘录其中第五通，涉及陆深的病源病机及自我诊疗等，也正是医者顾定芳之所长。

> 承示病源，正仆数年前旧犯，须早图之。若所谓积热，恐无之。盖是肥甘醖成垢腻，滞在脾间，下虚上壅为痰，脾土受痰，遂作沮洳，湿蒸而热耳，非壮热也。医家用苦凉之药，最有近效。浸成后，患尤宜详审，积滞感时气必作痢，宜用白芍药、泽泻等剂分理之，不可骤服止药。今后须食淡、省思为要诀，此二件乃脾家内外扶持之妙药也。[2]

顾定芳甚为关心子侄陆楫（1515—1552，字思豫，号小山，陆深之子）的身体、学业、赴考等诸事[3]。陆楫编辑《古今说海》时，顾氏出"出藏书二十卷"[4]给予帮助。

潘恩（1496—1582），字子仁，号笠江，谥恭定，与顾定芳、顾世芳（号上川）兄弟交好。潘氏多有诗词相赠，如《寿东川序》《咏古三首　赠顾东川御医》等，兹举一阙。

《咏古三首　赠顾东川御医》其三

吾师抱朴子，本是餐霞人。

自言晓服食，探道入玄冥。

欲觅丹砂去，之官勾漏津。

三年调水火，日夕产金茎。

---

[1] 参见（明）陆深：《与表弟顾世安十六首》，见《俨山集》卷九十五《书》，第613—616页。

[2] 同上书，第613—614页。

[3] 参见贾雪飞：《明中后期的上海士人与地方社会——徐光启的成长大舞台》，复旦大学博士学位论文，2012年，第97页。

[4] "东川顾定芳世安，太学生，授太医院御医，出藏书二十卷。"参见（明）陆楫编辑：《古今说海》第1册《校书名氏》，上海进步书局民国四年（1915年）石印版，第1页。

神炉灵气满，大药元和并。

一丸生羽翼，黄鹤下相迎。[1]

诗作体现潘氏归隐求道之心，更暗合顾定芳的医家身份。而在顾氏六十寿辰之时，潘恩更作序祝贺，细数三十余年的交往。

余忆曩时弱冠交东川公，迨于今久矣。日接议论，余耳熟焉。凡其言天下事，商度利害，甄别是非，往往中情实依忠孝，咸可睹记。其言养身调摄之理，祛健羡绝尘，盖又得老氏之指归，词多长厚和平，不激不诡，余恒仰之佩服不忘云。[2]

同乡晚辈徐阶（1503—1583），字子升，号少湖，谥文贞。他数度得到顾氏义助，并被推荐给当朝首辅夏言，后终成一代名臣，成就一番功业，而顾定芳也成为徐阶官职升迁的阶梯[3]。感念恩情，徐阶将独女嫁于顾九锡[4]（顾定芳之孙、从礼次子），家族联姻。同为江苏华亭的陆树声（1509—1605），字与吉，号平泉，谥文定，也与顾氏交往密切。顾定芳曾为其送药诊治，陆氏则作诗酬谢。

酬顾东川赠药橐

休沐乘初暇，高轩许乍攀。

谈中闻妙解，方外得玄关。

栖息淹多病，衰迟仰大还。

[1]（明）潘恩：《咏古三首　赠顾东川御医》，见《潘笠江先生集》卷四《诗》，载《四库全书存目丛书》集部第81册，齐鲁书社1997年版，第213页。

[2]（明）潘恩：《寿顾东川序》，见《潘笠江先生集》卷八《序》，第269页。

[3] 参见朱丽霞：《明代江南家族与文学——以上海顾、陆家族为个案》，河南人民出版社2012年版，第17页。

[4] 参见孙向群：《顾从德家族辈分行第事迹考》，《印说》2007年第2期。

感悟君投赠，意此驻颓颜。[1]

而陆树声的《修职郎太医院御医致仕东川顾公行状》《赠御医顾东川致仕序》，一直是研究顾氏家族以及顾定芳本人的重要文献。

二、京师御医及其行止

顾定芳在家乡的慈行善举，尤其是其高超医术，在士大夫中口耳相传。《云间志略》载顾氏：

> 于医道尤深，凡《素问》《内经》，医家不能句读即读亦不能解，而公论其阴阳生制顺逆之理、君臣佐使之方，靡弗探其精微而晓畅其说，即耆宿亦无以难者。盖公素抱疴，欲精此以自疗，而后且切脉、望色、听声、写形、出禁方能已人疾，而公亦不虞其术之至此也。以故其名不出家出户，而辄闻于诸侯间。[2]

顾氏的医术、才华，得到了朝廷重臣夏言[3]的高度关注，成为其幕下重客。就此改变顾定芳的人生轨迹，走出上海的缙绅生活，步入了京师更大的政治舞台。当然，一切仍以顾氏卓绝医术为基础。嘉靖十七年（1538年），经太医

[1]（明）陆树声：《陆文定公集》卷二《酬顾东川赠药橐》，第4页。原书目录则标为《赠顾东川赠药橐》，诗名首字似"酬"为佳。

[2]（明）何三畏：《云间志略》卷十一《顾御医东川公传》，第839—840页。

[3] 夏言（1482—1548），江西贵溪人，字公谨，号桂洲，谥文愍。正德十二年（1517）进士，授行人。初任兵科给事中，以正直敢言自负。世宗继位，疏陈武宗朝弊政，受帝赏识。裁汰亲军及京师卫队冗员三千二百人，出按皇族庄田，悉夺还民产。豪迈强直，纵横辩博，受宠升至礼部尚书兼武英殿大学士，入参机务，不久擢为首辅。后逐渐失宠，又为阁臣严嵩等所构陷。嘉靖二十七年（1548），夏言因支持收复河套，再遭严嵩诬陷，终被弃市处死。参见（清）张廷玉等：《明史》卷一百九十六《列传第八十四》，中华书局1974年版，第5191—5199页。

院院使许绅[1]推荐，并得到首辅李时、大学士顾鼎臣的支持，顾定芳留职圣济殿御药房，开始了十三年的太医院御医生涯，“奉命教内侍医经，预校睿宗皇帝《集方》，监制御药，累受金绮之赐，进修职郎”[2]。面对诸御医墨守成规于《局方》、急功近利于疗效的局面，顾定芳采用一系列可行方案，发端引义以提高医技。

> 使予浮湛医术庶几如贾大夫所云者，乃通籍医院，医院聚诸医师业专门，然多《局方》泥古依诊，切以收近效，至论五运六化、阴阳生制、逆顺之理，率骇以高奇鲜究习。君为发端引义，出所蓄诸经图要及古书奇方以指授，众皆推君所长。[3]

为此，顾定芳将个人收集珍藏的宋版医书校对刊行。嘉靖二十三年（1544年），翻刻宋版张杲《医说》，后世《经籍访古志》赞叹“然要祖宋椠者，于今行中此为最善”[4]。嘉靖二十九年（1550年），顾定芳校勘宋嘉祐本《素问》，并嘱子从德[5]翻刻刊行。它完整保存宋版《素问》原貌，迄今仍是校勘《内经》的最佳底本。此外，他还参与宋版闻人规《痘疹论》的重刊工作。如陆深所云：“表

---

[1] 许绅，京师人，明代著名御医。嘉靖初，供事御药房，受知于世宗，累迁太医院使，历加工部尚书，领院事。嘉靖二十年，宫婢杨金英等谋逆，以帛缢帝，气已绝（即“壬寅宫变”）。绅急调峻药下之，辰时下药，未时忽作声，去紫血数升，遂能言，又数剂而愈。帝德绅，加太子太保、礼部尚书，赐赉甚厚。未几，绅得疾……卒后，赐谥恭僖，官其一子，恤典有加。明世，医者官最显，止绅一人。参见（清）张廷玉等：《明史》卷二百九十九《方伎第一百八十七》，中华书局1974年版，第7650页。

[2]（明）陆树声：《陆文定公集》卷八《修职郎太医院御医致仕东川顾公行状》，第2页。

[3]（明）陆树声：《陆文定公集》卷九《赠御医顾东川致仕序》，第14页。

[4]［日］涩江全善、［日］森立之等撰，杜泽逊、班龙门点校：《经籍访古志》补遗《医部》，上海古籍出版社2014年版，第325页。

[5] 顾从德（约1519—1587），定芳次子，字汝修，别号方壶山人。生平工篆刻，喜收藏，顾从德隆庆壬申年（1572）编辑的《集古印谱》，久负盛名。详情可参考徐钢城：《明代上海顾从德刻书述略》，《收藏家》2015年第5期；孙向群：《顾从德家族辈分行第事迹考》，《印说》2007年第2期；段逸山：《“武陵顾从德”族望家世考》，《中国典籍与文化》2018年第2期；等等。

弟顾世安氏，素修医业，收蓄古书甚富”[1]。而此前嘉靖己丑（1529年）秋九月，还在上海的顾定芳，曾睹俨山伯氏藏有魏刘劭《人物志》的上好抄本，请录校镂，并题写跋文[2]。刊行私人收藏的医著佳品，顾定芳此举有着文化传承的深远意义[3]。

御医顾定芳也颇受明世宗重用，清《(嘉庆)松江府志》记载他与嘉靖帝的对话：

> 上问用药之道，对曰“用药如用人”。又问摄生，以“清心寡欲”对。上喟然曰：“定芳，儒者也”。[4]

顾氏高超的心理治疗技能，高毓秋等学者已作详尽分析[5]，不再赘述。从修齐治平的角度来看，顾定芳呈现出儒者的深刻内涵与高度智慧。北游京师期间，顾定芳广交达官仕人，“凡君所与朝士言，不出于儒，然多托医术以广喻”[6]。御医的身份，医、儒相通更得彰显；而士大夫们则青睐其经世儒者的素养。

> 公尝究心当世之务，而多敏见达识。人所沉思而未得者，叩之无不立应，亦复无不悬中。每与士大夫抵掌而谈，如议均粮、徭差、海警等事举，凿凿可见施行。凡与公游者，皆曰：东川盖儒之有用者，非徒医家者流也。[7]

---

[1]（明）陆深：《重刊痘疹论序》，见（宋）闻人规：《闻人氏痘疹论》，载《续修四库全书》第1011册子部医家类，上海古籍出版社1996年版，第179页。

[2]（三国）刘劭著，秦云侠译：《人物志：彩色图文版》嘉靖本顾定芳跋，武汉出版社2009年版，第6页。

[3] 参见高毓秋：《明代御医顾定芳对中医文献学的贡献》。

[4]《(嘉庆)松江府志》(二)卷五十二《古今人传四》，第220页。

[5] 参见高毓秋：《上治治心　中治治形——明代御医顾定芳在心理治疗方面的成就》。

[6]（明）陆树声：《陆文定公集》卷九《赠御医顾东川致仕序》，第14页。

[7]（明）何三畏《云间志略》卷十一《顾御医东川公传》，第840—841页。

嘉靖十七年（1538年），已任内阁首辅的夏言，作七言古诗《别顾御医定方（芳）》。诗作词藻无华、意境平实，一面似在表达夏言本人的归林之心，更多则可察知顾定芳的入仕过程。

别顾御医定方

（东川子，云间英）

俨翁[1]座上有此客，昔时一见青眼明。

去年召入圣济殿，只尺龙颜亲引见。

锦服乌纱直禁中，出入紫阁谁不羡。

阿郎染翰白玉堂，西苑时时近帝傍。

夏夜龙舟泛金海，通宵供奉水中央。

怜君父子盛遭逢，东川草木生华风。

回思二十年前事，皆滞羁栖逆旅中。

君乃俨翁中表弟，子忝翁之门下士。

通家故旧非一日，岁晚看君多道气。

我今谢政归田野，草堂卜筑灵峰下。

君独拿舟千里来，旧话灯前共长夜。

问君如何便欲归，去家经年今始回。

把笔缄情与君别，春日抱琴还一来。[2]

此后近十年，首辅夏言依然“锦服乌纱、出入紫阁”，然其“志骄气溢、傲愎自专”的性格；嘉靖二十七年（1548年），因支持收复河套，为权臣严嵩所挤，

[1] 俨翁，指陆深（1477—1544，号俨山，字子渊），顾定芳表兄。

[2]（明）夏言:《别顾御医定方》，见《夏桂洲先生文集》卷三《七言古诗》，载《四库全书存目丛书》集部第74册，齐鲁书社1997年版，第233页。

夏言终被弃市处死。此刻，顾定芳之壮举，可谓义薄云天。

> 方文愍死西市，宾客莫敢过门，公独周旋其间，又为治殓，令其子从礼[1]扶榇登舟，尤人所难。[2]

《云间志略》所记细节相仿[3]，此后的方志如《(嘉庆)松江府志》[4]、《(同治)上海县志》[5]等，皆载录此事。顾氏高义忠信，为世人称颂。

三、辞归田园及其绪余

当是时，严嵩、严世蕃父子权倾朝野，“人莫不为公危者”[6]。所幸有门人劝解严世蕃：“若东川可谓不负所知”[7]，竟不加害也，躲过一劫。顾定芳年过花甲且病肺痿，知遇夏言的变故使其忧愤增剧，曰：“衰病之人，不能为知己祀矣”[8]。遂于嘉靖辛亥（1551 年）夏，以肺痿上章乞致仕归。辞归田园的此后一年余，“乃徜徉西湖山水间，游心禅学，戒无以家事关白”[9]。不料，倭寇作乱，进犯上海，顾定芳不顾高龄沉疴，依然以治国安天下为任。

---

[1] 顾从礼，顾定芳长子，1993 年打浦桥明代古墓葬群同时出土了顾从礼夫妻合葬墓，与父顾定芳毗邻安葬。“从礼，字汝由，朗淑有文。世宗狩承天，诏选善书者给事行在，从礼被荐，称旨授中书舍人，办事制敕房兼翰林院典籍，预修《玉牒》《永乐大典》《承天大志》，侍经筵，历官太仆寺丞、光禄寺少卿，加四品服致仕。”参见《(同治)上海县志》卷十八《人物一》，第 1369 页。

[2] (明)李绍文著，刘永翔校点：《云间人物志》第三卷《顾东川》，第 186 页。

[3] 参见(明)何三畏：《云间志略》卷十一《顾御医东川公传》，第 841—842 页。

[4] 参见《(嘉庆)松江府志(二)》卷五十二《古今人传四》，第 220 页。

[5] 参见《(同治)上海县志》卷十八《人物一》，第 1369 页。

[6] (明)何三畏：《云间志略》卷十一《顾御医东川公传》，第 842 页。

[7] 同上。

[8] 同上。

[9] (明)陆树声：《陆文定公集》卷八《修职郎太医院御医致仕东川顾公行状》，第 4 页。

公草御寇筑城数事，欲条上之，为当道所尼。然亦因公言，城竟得筑[1]，迄今永赖之。而明年寇势益张，公避之吴兴而病，病且亟，犹草疏数千言，未及上而卒。[2]

顾定芳卒于嘉靖甲寅（1554年）七月，享年六十有六岁。顾氏孝悌忠义传家，六子从礼、从德、从仁、从义、从孝、从敬，“诸子皆淳谨儒雅，循循守家法”[3]，皆有作为。陆树声直言：“故海上称世家者，首推焉”[4]。顾定芳常为世人、亲友怀念，同乡后辈朱察卿（1524—1572，字邦宪，号象冈，人称黄浦先生）撰《祭顾御医文》，尊顾氏“贤者”“长者”[5]。何三畏所撰《云间志略》，盛赞顾氏高妙医术的同时，更将其置于经世大儒的高度，“盖公以医起家，而以儒经世……如以其方术已耳，则如俞氏、卢氏之医，第可以称良称神异；而于公之品望，竟何居焉？[6]”顾定芳立于儒、精于医、名于义，作为明代海上名人之中罕见的御医，其行其止体现出江南世家的另一种风范。

---

[1] 因顾定芳的年龄身体原因，此事由长子从礼操办。顾从礼成为筑城的首位申请者，还是上海筑城的支持者、组织者。详情可参考杨正泰：《顾从礼与上海城墙》，《复旦学报（社会科学版）》2001年第1期；俞宝英：《顾从礼与上海城墙的修筑》，《上海大学学报（社会科学版）》2002年第1期；等等。

[2]（明）何三畏：《云间志略》卷十一《顾御医东川公传》，第842页。

[3]（明）陆树声：《陆文定公集》卷八《修职郎太医院御医致仕东川顾公行状》，第4页。

[4] 同上。

[5] 参见（明）朱察卿：《祭顾御医文》，见《朱邦宪集》卷十一《祭文》，载《四库全书存目丛书》集部第145册，齐鲁书社1997年版，第710页。

[6]（明）何三畏：《云间志略》卷十一《顾御医东川公传》，第842—843页。

第二节 医风与文采：晚明文学家冯时可的医著与医论

文人写诗作词固有一定之风，医家处方用药亦有必然之规。古来儒士擅医者大有人在，医家精文者也不乏其人。明代中后期的江南，地域经济日趋雄厚，物产富饶，地灵人杰。以松江府为例，明代就有进士 424 人。[1] 其中的进士之一冯时可，工诗而著医，属精文通医之佼佼者。笔者尝试以冯氏为例，初步探讨集中在同一个体之中，医风、文采与人品的相关性，求教于方家。

冯时可（约 1546—1619）[2]，字元成，又字元敏，号敏卿，生于松江华亭，是嘉靖朝以忠孝驰名的“四铁御史”冯恩[3]第八子。冯时可家风严谨，自幼勤学、敦厚审慎，隆庆五年（1571 年）中进士，万历甲戌（1574 年）就选人，次年迁武选，历员外郎、郎中约十年之久。万历辛巳（1581 年），冯时可改贵州副宪，督学贵阳，两年后病免返归。家乡隐居八年后，万历十九年（1591 年）冯氏再次奉诏起视蜀中学政，旋改粤西清军副使。任四川学政期间，冯时可广行

[1] 参见范金民：《明清江南进士数量、地域分布及其特色分析》，《南京大学学报》1997 年第 2 期。

[2] 冯时可生卒，历载不详，当代学者李玉宝利用冯氏为其母、其兄所著之《先妣马太淑人传》《先妣马太安人行状》《太学生恒斋冯公传》等材料以及明末时人沈德符《万历野获编》、宋楙澄《九籥集》、何三畏《冯宪使文所公传》等资料佐证，冯时可确生于嘉靖丙午年（1546 年），最大可能卒于万历己未年（1619 年），享寿 73 岁。参见李玉宝：《晚明松江士人冯时可考论》，《江南大学学报》2013 年第 6 期。

[3] 冯恩（1493—1573），字子仁，冯逵长子，松江华亭人。幼孤，家贫，力学，嘉靖五年（1526 年）进士，除行人。出劳两广总督王守仁，遂执贽为弟子。擢南京御史，直言敢谏。嘉靖十一年（1532 年）上疏极论大学士张孚敬、方献夫、右都御史汪鋐三人之奸。帝大怒，下狱拟死。冯恩被绑出长安门，士民观者如堵，皆叹曰：“是御史，非但口如铁，其膝、其胆、其骨皆铁也。”因称“四铁御史”。恩母吴氏击登闻鼓讼冤不省，长子冯行可（1520—1608）年仅十三，刺臂血书疏，自缚阙下，请代父死，恩得以谪戍雷州。隆庆初，起复为大理寺丞，致仕。恩年八十一，卒。冯恩及其长子行可的事迹，参见（清）张廷玉等：《明史》卷二百〇九《列传第九十七・冯恩》，中华书局 1974 年版，第 5518—5522 页。

善政，深得蜀地百姓爱戴；离任之际，“其地士民，颇怅怏不欲去”[1]。万历甲午（1594年）春，冯氏奉饬分守郧阳。万历丙申（1597年），冯时可改浙江参知、分守瓯括，“两郡父老，日走鄂恳留”[2]。万历二十六年，冯时可返还吴门，读书赋闲近八载，教育子弟识字习文。万历丙午（1606年）至万历丙辰（1616年），冯时可三度出仕，先后任云南布政司右参议、湖广布政司右参政等职，归家三载，后约于万历己未（1619年）卒[3]。

崇祯《松江府志》简略钩沉冯氏一生官迹与文学创作：

> 繇蓟门历河洛、荆蜀，入夜郎，去国天末，作《西征集》；自粤入楚、入浙，往来万里，历臬藩三迁，作《超然楼集》；里居吴阊，文誉四驰，作《天池》《石湖》《皆可》《绣霞》《北征》诸集；晚年出西山，涉罗浮，南逾金齿，中航彭蠡、洞庭，作《后北征》《燕喜》《滇南》《武陵》诸集；他如《宝善编》《艺海洞酌》《五经诸解》无有关系，窥古作者。[4]

冯氏另著文论《雨航杂录》二卷，“上卷多论学、论文，下卷多记物产，而间涉杂事”，[5]后附汤显祖跋语。乡友任弘远所辑《冯元成选集》，“特为选其尤者，可五之一”[6]，优中选佳，然亦卷帙庞繁，凡八十三卷。据今人何娟统计，现存《冯元成选集》，冯时可诗作就达2052首之多[7]。

---

[1]（明）冯时可：《冯元成选集》卷二十四《入郧记》，见《四库禁毁书丛刊补编》第62册，北京出版社2005年版，第82页。下文所引《冯元成选集》原文，皆以此版为据。

[2]《冯元成选集》卷二十四《入浙记》，见《四库禁毁书丛刊补编》第62册，第88页。

[3] 参见李玉宝：《晚明松江士人冯时可考论》，《江南大学学报》2013年第6期。

[4]（明）方岳贡修、陈继儒等纂：崇祯《松江府志》卷四十《贤达五》，书目文献出版社1991年版，第1046页。

[5]（清）永瑢等：《四库全书总目》卷一二二《子部·杂家六》，中华书局1965年版，第1054页。下文所引《四库全书总目》原文，皆以此版为据。

[6]（明）任弘远：《冯元成先生选集序》，见《四库禁毁书丛刊补编》第61册，第4页。

[7] 参见何娟：《冯时可研究》，上海师范大学硕士学位论文，2012年，第14页。

冯时可游宦四十余载，遍历名山大川，广结文人雅士，游记、杂文、诗词各具特色，在晚明文坛声名鹊起。《明史》记之：“隆庆五年进士，累官按察使，以文名”[1]，乾隆《江南通志》承袭此语[2]。时人张仲仪将冯时可与王穉登、李维桢、邢侗、董其昌，共誉为晚明文学“中兴五子”[3]。晚学好友宋楙澄则在《祭冯元成先生文》将其与王世贞、李维桢并称“三先生”，“三先生皆嘘吸两汉，吞吐六朝，其视前代，曾无有偶俱之者。而下士若渴，四方士归之，如大海之纳百川”[4]，并谓冯时可为人所共知的“文章宗盟”[5]。即便对其抱有成见的钱谦益也承认，“华亭冯时可者……刻集流传，吴中名士，循声赞诵，奉之坛坫之上，碑版志传，腾涌海内二十余年。”[6]

文名显赫的同时，冯氏忠孝传家、济世救人，在其仅有的二部医著均有反映。《众妙仙方》成书于万历乙未（1595年）冬，分60门，按证分类收载内、外、妇、儿、五官各科及急救、杂用方1600余首，从病证、病因、治法、日常生活等类别论述，简便实用者居多。而《上池杂说》属医话漫谈，扬东垣之学，倡导温补，言简意赅，阐奥辨误，颇具特色。

一、涉医稗谈、诗作及其江南记忆

已故中医药文化专家朱伟常教授，将冯时可列进古代医家之内，其诗作《游飞云岩》《与申少师饮凡夫斋中》收载入《医林吟韵：历代医家诗词赏析》[7]。

---

[1]（清）张廷玉等：《明史》卷二百〇九《列传第九十七·冯恩》，中华书局1974年版，第5522页。

[2]（清）黄之隽等撰、赵弘恩监修：《（乾隆）江南通志》卷一百五十八《人物志·孝义》，京华书局1967年版，第2647页。

[3]《冯元成选集》卷三十二《五子赞》，见《四库禁毁书丛刊补编》第62册，第341页。

[4]（明）宋楙澄：《九籥集》中集《祭冯元成先生文》，见《续修四库全书》集部1373册，上海古籍出版社1994年版，第670页。

[5] 同上书，第671页。

[6]（清）钱谦益：《列朝诗集小传》下册，上海古籍出版社1983年版，第484页。

[7] 参见朱伟常：《医林吟韵：历代医家诗词赏析》，人民卫生出版社2012年版，第216—217页。

《冯元成选集》中，尤其《稗谈》篇，冯时可探讨方药见解独到，兹举三例以偏赅全。

> 酸枣仁，一名樲，补中益脾，坚筋骨，助阴气。睡多生使，不得睡炒熟，曰樲者，以其有二功也。[1]

酸枣仁是常见的宁心安神药物。冯时可先述其功效，后从生使、炒熟修治之不同所形成的二种功用，借以说明酸枣仁别名“樲棘”之来源。再如：

> 五味子，五行之精，生津止渴，润肺补肾。人劳嗽宜用北产，风寒在肺宜用南产。是物合肉苁蓉，止肾虚遗浊，令人有子。合吴茱萸，除脾湿止五更泻。[2]

五味子同样常用，冯时可论其功效之后，述南、北五味子之别，再谈合肉苁蓉或合吴茱萸组成的两个药对之不同疗效。南宋名医许叔微《普济本事方》所载“五味子散”，即取五味子二两、吴茱萸半两，“二味同炒香熟为度，细末，每服二钱，陈米饮下”[3]，主治肾泄。此例中，冯时可由单药衍及药对，实际已是成药，叙其功用。又如名方“七宝美髯丹”，冯氏对方剂炮制过程，论述精到细致：

> 用赤白首乌各一斤用乳浸，茯苓、牛膝、当归、枸杞、菟丝子、补骨脂，合用七味。补骨脂用黑脂麻炒香，余皆用酒。菟丝子必用酒浸，生芽研烂，否则太闷。[4]

---

[1]《冯元成选集》卷七十一《稗谈》，见《四库禁毁书丛刊补编》第64册，第98页。

[2] 同上书，第97—98页。

[3]（宋）许叔微：《普济本事方》卷四《五味子散》，上海科学技术出版社1959年版，第56页。

[4]《冯元成选集》卷七十一《稗谈》，见《四库禁毁书丛刊补编》第64册，第98页。

管中窥豹，冯时可精通医理，对药物功效炮制、方剂主治用法颇具心得，谓之医家，并不为过。当然，冯氏文坛名望远胜医林声誉，即便以本草为题作诗，也多出几分素净淡雅，比如：

白芍药

庭前丽草日初熏，姑射肌肤兰麝芬。

减却铅华都不御，春心一片淡如云。[1]

冯时可生于松江华亭，毗邻苏杭，青少年时期长年生活在江南地区。二十五岁考取进士而入仕，后半生辗转各地、宦海浮沉，忙中得闲即回乡隐居，江南是心中永远的牵挂、遥忆的天堂。如他与好友张献翼（字幼于）时有鸿雁往来，信札《与张幼于》追忆江南四大乐事：

不肖往粤时，春事阑珊，而今又秋风萧瑟矣。追忆江南乐事，有四：一采虎丘旗枪，一攀青芝玉鳞，一踏湖上降雪，一与门下玄晤。[2]

冯氏笔下，江南已经化作具体的物象（虎丘旗枪与青芝玉鳞）、景色（湖上降雪）、事件（门下玄晤），烙刻胸膺。为此，他定下大量诗作，书写江南之乐。

江南乐

一舟往来轻，两地登临乐。

春日茂苑莺，秋风葬亭鹤。

[1]《冯元成选集》卷十二《白芍药》，见《四库禁毁书丛刊补编》第61册，第406页。

[2]《冯元成选集》卷三十四《与张幼于》，见《四库禁毁书丛刊补编》第62册，第396页。

其二

人言闲居薄，闲居信自乐。

专鲈酒徒餐，绮绣妖姬着。

其三

竹萌荐佳茗，蟹胥佐美酒。

无尘染客衣，有山落人手。

其四

震泽梅如雪，武林桃似霞。

越舲与吴榜，到处即吾家。

其五

有姬年十五，有书卷三千。

欢从汉皋后，友在黄初前。

其六

天池双莲擢，天平万笏朝。

此中移曲生，磊块可应消。

其七

闭户对清香，出户倚红妆。

画船奏箫鼓，日暮一横塘。

其八

禅房多诎曲，玄阁亦清幽。

斋居常水观，枯坐或天游。[1]

八首五言绝句集中描绘了江南的风土人情，给予身临其境之感。小舟、画舫、鲈鱼、蟹胥、新竹、佳茗、绮绣、红妆、禅房、玄阁，众多意象勾勒出一派

[1]《冯元成选集》卷十二《江南乐》，见《四库禁毁书丛刊补编》第61册，第381—382页。

江南风貌。途经市镇，面对苏杭一地一景，冯时可即事之作一气呵成。

姑苏即事

湖光偏媚人，山色不傲客。

独恨谢叔儿，相违明月夕。[1]

武林即事

层楼丹阁俨如霞，两岸笙歌款日斜。

尽道五侯金埒好，哪能千里映湖花？[2]

吴门即事　二首

其一

花发吴阊正报春，莺啼鸟语软芳晨。

衰翁车下迎星使，少女楼头望璧人。

其二

吴门向说逃名处，何客歌噫隐是真。

游冶满船箫鼓沸，推窗笑杀献诗人。[3]

此后多年，冯时可官迹遍及川蜀、云贵、湖广各地，一草一木寄乡愁，山山水水总关情。遥想中的江南，留下更多是美好的记忆。

遥忆

遥忆江南日，清游与子同。

月来看漾水，雨滴听鸣蓬。

夕照明烟竹，凉飔拂露桐。

[1]《冯元成选集》卷十二《姑苏即事》，见《四库禁毁书丛刊补编》第61册，第383页。

[2]《冯元成选集》卷十二《武林即事》，见《四库禁毁书丛刊补编》第61册，第413页。

[3]《冯元成选集》卷十二《吴门即事》，见《四库禁毁书丛刊补编》第61册，第401页。

桃霞六桥畔，梅雪两山东。

缓酌传奇剧，深谈说剑雄。

还携台荡去，双屐兴无穷。[1]

记忆犹新梦江南，回想与友同游时。“月来看漾水，雨滴听鸣蓬”，月光下湖水波光粼粼，小雨淅淅沥沥，莲蓬沙沙作响。“夕照明烟竹，凉飔拂露桐”，暮暮夕阳洒照在烟雨濛濛的竹林，飔飔凉风吹拂着露珠沾满的桐叶。此刻，冯时可身在北方为异客，已进入白雪纷飞的严寒时节，让他愈发惦记春意盎然的江南桃花，更怀念与好友把酒缓酌、谈学问道的美好时光。尾阕“还携台荡去，双屐兴无穷”，当年的无尽雅致，依然念念不忘、意犹未尽[2]。《遥忆》体现出情景交融的江南画卷，《忆江南偶成》则进一步抒发心中的万千感慨。

忆江南偶成　三首

其一

人生冀安乐，万事更何知？

五亩青山宅，一湾明月池。

梅花绕屋种，橘柚当窗垂。

野老时想问，悠然物外期。

其二

西园竹万个，南涧杏千株。

鱼乐当阶跃，鸟欢隔树呼。

云过开锦绣，风度吹笙竽。

一枕邯郸梦，人间事有无。

[1]《冯元成选集》卷九《遥忆》，见《四库禁毁书丛刊补编》第61册，第324页。

[2] 参见何娟：《冯时可研究》，上海师范大学硕士学位论文，2012年，第80页。

其三

烹茗梦飞雨，焚麝嗅香云。

小史理清曲，侍姬刺绣纹。

当窗展名卷，隐几著奇文。

塞耳人间事，升沉总不闻。[1]

冯氏虽居官场之要，回忆江南山水之际，更多寄情遁世赋闲的田园生活。“五亩青山宅，一湾明月池”，池塘水湾、山宅小院，足以安身。“梅花绕屋种，橘柚当窗垂”，“西园竹万个，南涧杏千株”，梅花、橘柚、翠竹、银杏，构成幽雅、宁静的自然景观，小史、侍姬、野老，组成惬怀、安谧的人文环境。至此，可以不问人间世事，不闻宦海升沉，求取人生安乐，至少暂得邯郸一梦。冯时可《稗谈》如是说：

山水之乐为仁知之乐，清而不浊，静而不扰，瞻而不隘，幽而不索；享之而无累，欲之而不贪，共之而无竞，舍之而不吝。故圣贤以此栖身，高达以此遁世。[2]

如果说冯氏方书、医论，展示经世致用之学；那诗作、稗论、杂谈中的江南记忆，无疑是率直天性、淡泊致远的生动写照，足见冯时可“知行合一”的真实生活。

二、《众妙仙方》及其经世济民之方

万历二十三年，冯时可就任湖广布政使司右参政，分守郧阳。他撰录《众妙仙方》四卷，收载临证各科处方1600余首；厘为补养门、子嗣门、稀痘门、痰

[1]《冯元成选集》卷八《忆江南偶成》，见《四库禁毁书丛刊补编》第61册，第310—311页。

[2]《冯元成选集》卷七十《稗谈》，见《四库禁毁书丛刊补编》第64册，第38页。

嗽门、疟疾门、须发门、齿牙门等，共60类。书中不乏历代经方、名方，如八宝丹、清气化痰丸、参苓白术散、戊己丸、木香黄连丸、驻车丸、五味子散、二神丸、五皮散、橘皮竹茹汤、栀子豆豉汤、香薷饮、防己黄芪汤等。与明代其他方剂著作相比，《众妙仙方》方药炮制修合详尽周密，形成鲜明特色。试以“润下丸”制作工艺为例：

> 广东陈皮一斤四两，去蒂与筋净一斤，净盐四两同入水，煮烂为度，取出候干，用竹刀切作小片，锅中炒干，碾为细末；又用甘草四两炙熟、碾细，入上药和匀，用酒打糊为丸。[1]

药材修治之道地精致，可见一斑。全书更多则是经验良方，简单易行，显然与编著医方的出发点密切相关。时任郧襄副使的冯时可，一心旨在为百姓防治病患，“嘉惠郧襄”、“防有所程而取验于百中”[2]。如绿袍散，以黄柏一两和青黛三钱为末，掺患处噙之，可愈口疮[3]；再如治牙痛方，用五倍子放在新尾上，用火炒存性，研为末磨牙[4]；又如头疼方，细茶、香附子、川芎各一钱，用水一钟（盅）煎至八分，临卧服下[5]。

诗文大家冯时可所撰的医方，化繁入简，条目通俗，文字浅显。身处西粤、郧襄山野僻远之所，平民皆可依方抓药解除病患，书中“治痘门”还绘制痘痂的顺、逆草图以便百姓识别。除汤、丸、散、膏、丹等常见剂型，更收载糕、粥、酒、茶等日常饮膳，为民间所喜爱。如理脾糕，百合、莲子肉、山药、薏苡仁、芡实、蒺藜子，六味为末成粉，合砂糖、粳米粉、糯米粉蒸糕，晒干常服[6]；酸

[1]（明）冯时可：《众妙仙方》卷一，中医古籍出版社1987年版，第29页。下文所引《众妙仙方》原文，皆以此版为据。

[2]《众妙仙方》序，第2页。

[3] 参见《众妙仙方》卷二，第64页。

[4] 参见《众妙仙方》卷一，第43页。

[5] 参见《众妙仙方》卷三，第39页。

[6] 参见《众妙仙方》卷一，第46页。

枣粥，用酸枣仁二两炒香，熟水研绞取汁，下米二合煮粥，空腹食之，可治老年心血亏、心烦夜不得眠[1]；又如独活酒，以去芦独活四两用好黄酒四大盏煎，分二三次热服，可治中风遍身尽冷、口噤不知人者[2]；煮茶卤方，用好细茶三大碗、干石榴皮三两，用清水七碗入磁（瓷）器中，炭火漫（慢）熬至一碗，用磁（瓷）器盛贮，愈久愈妙，治疗须发斑白[3]。冯时可深谙饮茶之道，曾著《茶录》传世，煮茶卤方煎汤代水，异曲同工，越陈越佳，“知神仙之贵茶久矣”[4]。

此外，饮食门论述膳食宜忌，载录不少食物相克相反之道，如“蟹与柿同食腹痛成泻痢”、“黑豆煮汁饮能解乌头附子毒”、“紫苏能解螃蟹诸鱼毒”、“生姜汁能解半夏毒”等[5]，历代沿袭，至今为世人所遵从。晚明时代，当地妇女分娩困难重重如涉鬼门，《众妙仙方》“产门”将生产及产后可能出现的18种情况（如子死腹中、产难、产后胎衣不下、产后口干心闷、产后四肢浮肿、产后失音不语、产后百节酸痛、产后崩中等），条分缕析，逐一应对，归纳整理成“治产一十八证”，作打油诗明示病家。

妊娠产后病难医，我有良方付与伊。
重罗大黄为细末，醋熬三遍作膏奇。
红花炒浸加美酒，苏木煎汤世所稀。
更加黑豆汁三碗，重复煎熬和药饴。[6]

饮食门之后，《众妙仙方》收录衣服门、杂事门、六畜门等日常杂事。衣服

[1] 参见《众妙仙方》卷一，第11页。
[2] 参见《众妙仙方》卷二，第3页。
[3] 参见《众妙仙方》卷一，第35页。
[4]（明）冯时可：《茶录》，见（明）陶宗仪等编：《说郛三种 · 说郛续》第10册，上海古籍出版社1988年版，第1751页。
[5]《众妙仙方》卷三，第68页。
[6]《众妙仙方》卷三，第44页。

门介绍衣服祛除污渍之法、毛褐绒氊皮衣帽收藏之法等；杂事门包括验缸坛搀水、书画装裱防蛀、须发染黑等。此类虽显琐屑，实为解决日常生活之难。六畜门介绍治疗常见禽畜疾病及其治疗。猫狗鸡禽、牛马六畜皆有性命，惜生惠民贯穿全书始终，充分展现其宽厚仁慈的思想。如冯时可“书众妙仙方后”所云：“苟病非至亟，恶用伤生以全生，况未必全耶！”[1]

三、修齐治平的医学譬喻

与专司诊疗的医家又有不同，冯时可医著医话从大处着眼，谈医论药与修齐治平紧密相连，文笔上大气磅礴，叙述上则常常采用譬喻手法。

（一）医之为道，譬于用兵

医道如用兵，早在秦汉时期的中医典籍《黄帝内经》，就将医学理论与军事思想联系起来。如《灵枢·逆顺》引《兵法》曰：“无迎逢逢之气，无击堂堂之阵”[2]。《众妙仙方·序》中，冯时可以用兵之变机比喻医药之执变：

> 医之为道如用兵，然其变甚多、其机甚圆，而仅仅执方以治之恶乎妙？虽然医有执有变，病有情有形，情万端而形一定也。情万端则不可泥方而失其变，形一定则不当纵心而废其执。医之有方，自秦越人而已然矣。譬之于兵，虽有奇正多寡骑步长短迟速之不同，而前茅虑无，中权后劲，朱雀玄武青龙白虎，未当无方也。善者以胜，不善者以败，存乎人尔。[3]

[1]《众妙仙方》卷四，第76页。

[2] 刘衡如校：《灵枢经》卷八《逆顺》，人民卫生出版社1964年版，第181页。

[3]《众妙仙方》序，第1页。

病情如战机变化万千，善医者不失其变、不废其执，方能百战不殆。但是，明朝后期国势衰微、医道凋零，“今之为医者，既不明于五运六气、阴阳表里、察潜而参隐，乃又不能规循古人所程之方，惟肆炮纵合以冀倖中，故于人之疾患瘉也，而剧之生也，而死之者相望也”[1]。为此，冯时可裒集家传秘方、邹尔瞻所赠《简便方》、方伯文所赠《救急易方》，汇辑成编《众妙仙方》[2]。冯氏旨在救世济民：

> 世无良医而有良方，医之为言意也，意无所准而估试于一揆；方之为言防也，防有所程而取验于百中。论医于上古则方不如医，论医于末世则医不如方，彼其推症结酌主辅，非漫然立而漫然行之者，譬诸用兵勒步伍整方阵，虽无韩、白，亦可不败矣。[3]

冯时可再次以西汉韩信、战国白起等杰出军事将领为例说明，医家诊疗布方宛如军旅步伍方阵，整齐规范亦能立于不败之地。

（二）因病服药，如舱漏舟

对于临证处方用药，《上池杂说》的比喻同样精彩：

> 因病服药，喻如因漏舱船，舱久木朽，则油料无所用矣。是知舟之载以木，非以舱；人之生以气，非以药。今人竭精神以遂外物，疲有用以事无用，曰：吾有药焉，是以凿舟沉舸，而恃舱哉！[4]

---

[1]《众妙仙方》序，第1页。

[2] 参见万芳：《明代方书〈众妙仙方〉考》，《中药与临床》2010年第4期。

[3]《众妙仙方》序，第2—3页。

[4]（明）冯时可：《上池杂说》，中华书局1991年版，第6—7页。

舱，即用桐油和石灰填补船缝，令漏舟得以行进。此乃治标之措，绝非治本之举。冯氏以舱船譬服药，告诫世人医药皆有偏性、毒性，仅亡羊补牢以疗疾，日常调摄才为延年益寿之要。故《雨航杂录》云：

> 药者疗也，所以疗疾也，无疾勿药可也。肉不胜食气，况药乎？药有偏效，而无全功。金石之药，最为酷烈，其伤生最速。其他草木之药，近于热者，皆能腊毒。古人服松脂而塞肠，服杏仁而致泄，服楮实而痿骨，服首经而消渴，服鹧鸪、鸠子而发咽喉之病，种种不可枚举。养生者最宜慎于此。[1]

即便作为养生术的按摩一法，冯时可也认为只益于劳役者、佚惰者，而对于素养者无功。为此，冯氏《上池杂说》主张，"欲世人须洞识病情，恪遵古剂而后可"[2]。

稍显遗憾的是，《四库全书提要》评价《上池杂说》："此乃其杂论医学之书，大意主于温补，伸东垣而抑丹溪，亦偏于一隅之见者也。"[3] 其后，《中国医籍考》[4]《中国医籍通考》[5] 皆引此说，一孔之见似成定论。反观冯氏所言，纠偏补弊确有大家风范，"医之用术，惟吐、利、汗、下与解表、攻里之法耳，不能一病而自为一法也……药性有刑反忌宜，处味既多，莫识其性，为害不少"[6]。倒是

[1]（明）冯时可：《雨航杂录》，商务印书馆 1936 年版，第 16—17 页。

[2]《上池杂说》，中华书局 1991 年版，第 1 页。

[3]《四库全书总目》卷一〇五《子部·医家类存目》，第 886 页。

[4] 参见［日］丹波元胤：《中国医籍考》卷六十《方论三十八》，人民卫生出版社 1956 年版，第 1021 页。

[5] 参见严世芸：《中国医籍通考》第四卷《医案、医话》，上海中医学院出版社 1993 年版，第 5234 页。

[6]《上池杂说》，中华书局 1991 年版，第 1 页。

近代名医裘庆元《三三医书》，对《上池杂说》看法较为中肯，“文虽不丰，持论极精……阐奥辨误，大都类是”[1]。

（三）以医喻政，昭示君子

冯时可文誉四驰，始终胸怀济世爱民之心，故宋楙澄称之“忧国最深”[2]。《（崇祯）松江府志》评价冯氏“一生扬历仕途，所至皆有治绩，尤以千秋之业为海内所重。”[3]以《众妙仙方》为例，先梓之西粤，因“西粤素无良医，用是方而投之剂，往往剧者以愈，死者以生。其后移至郧襄，其地亦罕良医。众庶不幸而有疾，多拱手不治，而依托于神巫弊鼓丧豚，曾莫之惜”[4]，遂再付之剞劂以嘉惠郧襄。冯氏将救世济民志向具体化作治病救人的医方。《众妙仙方》自序之后，冯时可特著“医喻”篇，譬拟为政之道：

> 往白下有医得良方，以治沉疴无不立起。然最珍秘之，虽妻子不示，病者惟取散剂以往，绝不能窥其方也。其后白下医没，而苍头窃其方，以传于姑苏市。姑苏市人试服之，又无不立起者。姑苏之世医盛氏忌之，力诋其方，以为虽偶中而愈，不无损人经络哉。市人始疑之，辄不服，而服盛氏之剂，终无效。其后有巨室子得重疴，延盛氏，功不奏；延曹杏泉氏，曹至曰：“此无难，白下医方载之矣。试以服，当自霍然，何必延我？”如其言而愈。[5]

---

[1] 裘庆元辑：《三三医书》第三集《上池杂说》，盛维忠、廖果、胡晓峰点校，中国中医药出版社1998年版，第885页。

[2]《九龠集》中集《祭冯元成先生文》，见《续修四库全书》集部1373册，上海古籍出版社1994年版，第671页。

[3]《（崇祯）松江府志》卷四十《贤达五》，书目文献出版社1991年版，第1046页。

[4]《众妙仙方》序，第1—2页。

[5]《众妙仙方·医喻》，第4页。

这则典故中，冯时可将嫉贤妒能的盛氏医与宽厚仁慈的曹氏医作类比，譬治国为政之道，故曰“政亦有方，其疗民疾苦，斟酌于刚柔缓急间而行之，莫不有分剂度数，如用药然。智者明之，愚者昧之，仁者公之，不仁者私之，其高下不啻倍蓰，亦如医也。”[1] 冯时可心怀忧国爱民之志，章句展现高超文辞手法，以医学譬喻警示从政之君子，正如《国语》所云“上医医国，其次疾人，固医官也。”[2]

四、人如其文，医如其人

自古医家医国、疾人，诊病疗患多有一定之风，各有所专，独树一帜。金元时期，刘完素创寒凉、张从正树攻邪、李东垣重脾胃、朱震亨主养阴，《四库全书总目》曰：“医之门户，分于金元。”[3] 明清时期，江浙及其周边的处方用药更形成了独特风格，会稽张景岳阴阳互求，金坛王肯堂平和精当，华亭李中梓滋生化源，吴中叶天士轻清灵动，孟河费伯雄醇正和缓；亦如冯时可之简洁实用。医风的形成，往往与医者个人经历、气质、品性紧密相关。这倒与文士的写作风格，颇有几分神似。谈及文风、文采，文人及其作品的风格特点，显然更为清晰、鲜明。冯时可就是“文如其人”的推波助澜者，《雨航杂录》点评名家风骨：

> 九奏无细响，三江无浅源，以谓文岂率尔哉！永叔（欧阳修）侃然而文温穆，子固（曾巩）介然而文典则，苏长公（苏轼）达而文遒畅，次公（苏辙）恬而文澄蓄，介甫（王安石）矫厉而文简劲。文如其人

[1]《众妙仙方·医喻》，第4—5页。

[2] 上海师范大学古籍整理组点校：《国语》卷十四《晋语八》，上海古籍出版社1978年版，第473页。

[3]《四库全书总目》卷一〇三《子部·医家类一》，第856页。

哉，人如其文哉！[1]

约在五百年前的北宋，文豪苏轼也曾探讨，《答张文潜县丞书》论及胞弟苏辙曰："其为人深不愿人知之，其文如其为人，故汪洋澹泊，有一唱三叹之声，而其秀杰之气，终不可没。"[2] 对于"文如其人"这一我国古典文论的传统命题，历来看法迥异。相悖者所举"潘岳现象"、"秦桧现象"、"严嵩现象"，也颇具说服力，以至有学者直接提出其现实含义：人有多复杂，文就有多复杂[3]。客观上，创作的原因、动机和状态常常决定着"文"的品相、境界和格调。而对于为文的动机不太单纯，以及过于功利化、庸俗化的创作来说，"文非其人"便显而易见[4]。可以想象，"文如其人"一直是古代文人儒士对于"知行合一"的理想追求，希望诗词歌赋等文学作品能够真实反映创作者的性格特点、思想情感、态度立场等内心世界。冯时可即曾以"诗情"为例，直抒己见：

夫诗缘人情而本于性。性者，诗之根也；情者，诗之干也。性之得于天也，静而发于情也。[5]

医风与文采虽有相近之处，但与文风相比，医者风范则更多体现出医家的性格、人品。或刚猛逐邪，或轻灵疏表，或醇正补益，或和缓燮理，皆为救死扶伤、治病愈人，这就无需过多矫作、粉饰。而"文如其人"的倡导者，作为官员、医家、文人的冯时可，同样给出了真实的自我。从就任四川学政的广施善政到编撰《众妙仙方》的经世济民，从远赴云贵的思乡诗文到赋闲吴中的忧国爱民，冯氏晚年回顾一生经历：

[1]《雨航杂录》卷上，商务印书馆 1936 年版，第 2 页。

[2] 孔凡礼点校：《苏轼文集》卷四十九《书·答张文潜县丞书》，中华书局 1986 年版，第 1427 页。

[3] 参见郭德茂：《"文如其人"论析》，《汕头大学学报》2004 年第 2 期。

[4] 参见邓心强：《"文如其人"研究述评》，《淮阴工学院学报》2009 年第 2 期。

[5]《冯元成选集》卷十三《蒋赐植诗草序》，见《四库禁毁书丛刊补编》第 61 册，第 442 页。

余平生自顾无他长，然内省无疚者三。居乡，未尝为资斧事干谒；居官，未尝营囊橐、受馈饷；又未尝以一金一缣用于主爵要地。惟是敝车缊袍以邀清名，则有不能而推俸散赀致取吝咎。[1]

当然，这与冯氏严谨的族风、历代的忠孝密不可分。冯时可《谈行》曰：“‘士大夫要名立节之心与图利择便之心一也。’我则惟知有君亲耳，不知名、不知利，以此传汝曹，盖本毅庵公之遗教也。”[2]日常生活中，“心苟无事则息自调，念苟无欲则中自守”[3]，冯时可不计名利、无欲则刚、刚健笃实，实现“人如其文、医如其人”的践行。

《四库全书总目》评价冯氏：

隆万之间，士大夫好为高论，故语录、说部往往滉漾自恣，不轨于正。时可独持论笃实，言多中理……于论人也，喜核而务深；于奏事也，贵直而少讽，皆平心静气之谈。[4]

好友王世懋为其《西征集》作序，对冯时可诗文、品性不惜溢美之词：

生禀隽资，弱不好弄，通籍妙龄，早谢俗业。初好为孟坚《汉史》、临川《世说》之学，据辞吐句，固以标映艺林、惊其顿捷矣。久在职方，凡受厘上计，皇华采菽，享会哀荣之典，多所缀述。公卿折行，佥谓大夫不难当世作者，而大夫亦不以千古自难。然大夫性好湛思，不务

[1]《冯元成选集》卷七十《稗谈》，见《四库禁毁书丛刊补编》第64册，第44页。

[2]《冯元成选集》卷六十九《谈行》，见《四库禁毁书丛刊补编》第64册，第3页。

[3]《雨航杂录》卷上，商务印书馆1936年版，第17页。

[4]《四库全书总目》卷一百二十二《子部·杂家六》，第1054页。

为惊人语。已出而督学贵阳，学务简，为仕易优。而山川绝域又多起予之益。大夫神与之谋，境与之遇，其土风夷德、调发戡定之略，足以见其策画；椎髻魋结、牂牁夜郎之故事，足以发其奇变；荒徼逆旅、牢骚潸凄之情状，足以摅其感慨不平之气。故其言愈工而态愈究，亡论记、序、疏、檄种种臻境。至五言诗之妙者，源出于鳞而新郁骎骎，度之能令人击节惊呼下涕。乃大夫犹谓，鞅掌吏道，未竟其蕴。一旦挂冠而归隐吴门市中，日事铅椠……[1]

近五年来，一些学者开始研究作为医家的冯时可，更有不少学者致力探讨身为官员、诗人、文学家的冯时可，自然皆有侧重、各擅其场。每个人物都生活在特定时空之中，是多种社会身份的合体，历史人物如此，今天你我又何尝不是？诚如冯时可所探讨的“士人”与“文章”：

文章，士人之冠冕也。学问，士人之器具也。节义，士人之门墙也。才术，士人之僮隶也。德行，士人之栋宇也。心地，士人之基址也。[2]

如此，为“文”与“人”构建起联系的桥梁，若以“医”易“文”或者“医文同参”，从医风、医术、医德角度探讨医家的性格特点、为人处世、思想情感，或许可能成为医疗社会史的又一个视角。

（原载《复旦史学集刊》第6辑《明清江南经济发展与社会变迁》）

[1]（明）王世懋：《王奉常集》卷七《冯元敏西征集序》，见《四库全书存目丛书》集部133册，齐鲁书社1997年版，第284页。

[2]《雨航杂录》卷下，商务印书馆1936年版，第34页。

第三节　明清之际江南医家的学术交往：以松江名医李中梓为中心

明代以来，江南名医辈出，成为医学知识传播、学术交流的首善之地[1]。就整体医疗水平言，江南地区代表了明代全国的最高水平[2]。当代国医何任先生列举明代江南最有成就与贡献的名医个体，包括戴元礼、楼英、薛己、孙一奎、方有执、王肯堂、陈实功、缪希雍、张景岳、赵献可、吴有性、李中梓、张卿子，共13人[3]；清代江南[4]更达29位之多。关于明代医疗资源的分布和医生的社会化问题，梁其姿、邱仲麟等学者进行了开拓性研究，亦有学者从医学地域、医学集团角度对明清江南的吴中、新安医派进行比较研究[5]，江南世医的探讨逐渐成为热点[6]。事实上，明代中叶捐纳制度的出现，世医渐渐丧失既有的身份保障，难以保有世袭或轮任的空间[7]。江南世医由明及清比例明显下降，而通过师传、

[1] 参见熊秉真：《清代中国儿科医学之区域性初探》，见“中央研究院”近代史研究所编《近代中国区域史研讨会论文集》上册，1986年版，第17—41页。

[2] 参见谢娟：《明代医人与社会——以江南世医为中心的医疗社会史研究》，见范金民主编：《江南社会经济研究》（明清卷），中国农业出版社2006年版，第1196—1258页。

[3] 何任：《江南中医学家学术成就及其盛衰渊源考》，《中医药学刊》2003年第1期。

[4] 同上文，何任教授所指的明清江南地域，是以长江三角洲为整体，包括江苏（主要是苏南）、浙江，以及江西、安徽的靠近江浙之区域，即囊括新安地区。

[5] 参见冯丽梅：《医学地域化——明清吴中医家与新安医家的比较研究》，北京中医药大学博士学位论文，2007年；张哲嘉：《明清江南的医学集团——“吴中医派”与“新安医派”》，见熊月之、熊秉真主编：《明清以来江南社会与文化论集》，上海社会科学院出版社2004年版，第256—267页。

[6] 参见邱仲麟：《绵绵瓜瓞——关于明代江苏世医的初步考察》，《中国史学》（日本）2003年第13卷；邱仲麟：《明代世医与府州县医学》，《汉学研究》（台）2004年第22卷第2期；谢娟：《明代医人与社会——以江南世医为中心的医疗社会史研究》，见范金民主编《江南社会经济研究》（明清卷），中国农业出版社2006年版，第1196—1258页；王敏：《清代松江“医、士交游”与儒医社交圈之形成——以民间医生何其伟为个案的考察》，《社会科学》2009年第12期。

[7] 邱仲麟：《绵绵瓜瓞——关于明代江苏世医的初步考察》，[日本]《中国史学》2003年第13卷。

自学等非家传方式的医者人数，反而大为增加[1]。关于民间的习医管道，医学界与历史界所见略同，大体有三：师徒相授、家族内传、及自学[2]。明朝后期，伴随家传医学式微，自学成医、私淑师承成为步入医林的常见方式，松江华亭李中梓就是其中的佼佼者。此外，行医者间的交流互动、琢磨砥砺，也是完善医术、成就医名的必要途径。笔者尝试以名医李中梓为个案，初步探讨明清之际江南医家的学术交往，以求教于方家。

李中梓，字士材，号念莪，晚号荩凡居士，松江华亭人。生于明万历十六年（1588 年），卒于清顺治十二年（1655 年），出生官吏家庭。曾祖李府（字一乐）为军中哨官，嘉靖三十二年（1553 年）秋倭寇进犯，率次子李香（字友兰，即李中梓祖父）出战，父子以身殉国。父李尚衮（字补之，号震瀛）精通理学，究心河防、漕运、壬遁、火攻诸书；万历十七年（1589 年）中进士，三年后补廷试，授兵部主事，不久病逝[3]。四岁丧父，李中梓幼习举业，博览群书，少时擅文学、兵法，十二岁取得生员资格。然而，此后七应乡举，两中副榜，加之自幼体弱多病且爱子遭庸医误治夭亡，遂澹泊仕途，笃志岐黄。《（嘉庆）松江府志》载："李中梓，字士材，上海人，居南汇所城……中梓为诸生，有文名，因善病自究方书，遂以医名世。"[4]李氏自叙从医历程："余少治经生言，及两亲子俱以药误，予又早岁多疾，始惕然迫于思，而以邹鲁之业，兼岐黄家言，药世道之受病，而因以通有生之疾，似同源而流矣。[5]"《（光绪）南汇县志》记其经历："李中梓，字士材，尚衮子，为诸生有名，七应乡举，两中副车，因善病自究方

[1] 王涛锴：《何以成医：明清时代苏松太地区的医生训练和社会》，《中国社会历史评论》第十一卷（2010 年）。

[2] 梁其姿：《明代社会中的医药》，见《法国汉学》第 6 辑，中华书局 2002 年版，第 345—361 页。

[3] 李府、李香、李尚衮事迹，参见《（光绪）南汇县志》卷十三《人物志》，清光绪五年（1879 年）刊本。

[4] 《（嘉庆）松江府志》卷六十一《艺术传》，清嘉庆二十三年（1818 年）刊本。

[5] 李中梓：《删补颐生微论·自序》，明崇祯十五年（1642 年）刻本。

书。手辑张、刘、朱、李，得其精要。[1]”可见，李中梓并非三世之医，由儒及医[2]，主要通过自习医经、私淑各家而来。

医名鹊起的李中梓[3]勤于著述，撰有《雷公炮炙药性解》(1622年)、《删补颐生微论》(1642年)、《诊家正眼》(1642年)、《伤寒括要》(1649年)、《病机沙篆》(1667年)、《本草通玄》(1667年)。《里中医案》载录李中梓医案160余则，由李氏旧交于磐公据李中梓家藏医案抄录而成，复经其四世孙于升庵续全而得以流传，病案内容可与《医宗必读》《删补颐生微论》及李延昰《脉诀汇辨》补充印证。李氏代表作《医宗必读》(1637年)、《内经知要》(1642年)，执简驭繁，寓普及于提高，成为医学入门佳作[4]。李中梓浅显易懂的医学理论与医药知识，适逢印刷术普及的明清之际，顺应了快速增长的江南学医者之需求。

一、上溯轩岐

李中梓自习医经，研读《素问》《灵枢》《伤寒论》数十载，认为《内经》“上穷天纪，下极地理，远取诸物，近取诸身，更相问难，阐发玄微，垂不朽之弘慈，开生民之寿域[5]”。李氏在学术上宗法轩岐且旁及各家，如张仲景、刘完素、李东垣、朱震亨、薛立斋、张景岳等诸家之说，无不采撷。

---

[1] 《(光绪)南汇县志》卷十三《人物志》，清光绪五年(1879年)刊本。

[2] 儒医的形成与流变问题，参见陈元朋：《两宋的“尚医士人”与“儒医”——兼论其在金元的流变》，台湾大学出版委员会1997年版；余新忠：《“良医良相”说源流考论——兼论宋至清医生的社会地位》，《天津社会科学》2011年第4期。

[3] 其他方志所记李中梓经历大致相同，如《(乾隆)江南通志》卷一百七十《人物志·艺术》：“李中梓，字士材，上海人。有文名，善医，屡疗危症，皆奏奇效。所著有《颐生微论》《内经知要》诸书。”《(同治)上海县志》卷二十二《艺术》：“李中梓，字士材，南汇所城人。父尚衮见前传。中梓本诸生，有文名，因善病遂自究医理，辑张、刘、朱、李所著书，补偏救弊，荟其精华。”

[4] 明清时期中医药的入门学习问题，参见梁其姿：《明清中国的医学入门与普及化》，见《法国汉学》第8辑，中华书局2003年版，第155—179页。

[5] 李中梓：《医宗必读》卷一《读内经论》，明崇祯十年(1637年)刻本。

> 古之名流，非各有见地，而同根理要者，则其著述不传，即有传者，来必日星揭之。如仲景张机，守真刘完素，东垣李杲，丹溪朱震亨，其所立言，医林最重，名曰四大家[1]，以其各自成一家言。总之阐《内经》之要旨，发前人之未备，不相摭拾，适相发明也。……四先生在当时，于诸病苦，莫不应手取效，捷如桴鼓。读其遗言，考其方法，若有不一者，所谓但补前人之未备，以成一家言，不相摭拾，却相发明，岂有偏见之弊哉？……使仲景而当春夏，谅不胶于辛热；守真而值隆冬，决不滞于苦寒；东垣而疗火逆，断不执于升提；丹溪而治脾虚，当不泥于凉润。故知天时者，许造张刘之室；达病本者，可登朱李之堂。庶几不以辞害志，而免尽信书之失乎。[2]

李中梓总结历代医家特点，认为四大家在理论上虽各有阐发，并非有所偏主，而是在深入研究《内经》、继承前人基础之上，根据自身临床实践，在理论上有所开创、发展，故能独树一帜，成就一家之言。四家观点实是互为补充，后学医者不可拘泥于一端。李氏于医理上提出先后天根本论、水火阴阳论、化源论等，于治法上提出治泻九法、治癃七法等，备受中医界推崇[3]。李氏医理源出《内经》《伤寒论》，汲取张元素脏腑辨证说、薛立斋温补脾肾说等理论，临证每获

[1] 李氏所处明代，四大家多指张仲景、刘完素、李杲、朱震亨。清代以后，通常指刘完素、张从正、李杲、朱震亨为四大家，故又称“金元四大家”。

[2] 李中梓：《医宗必读》卷一《四大家论》，明崇祯十年（1637年）刻本。

[3] 李中梓的医学思想和诊疗治法研究，一直为中医界所重视，其中徐荣斋、李融之、包来发等学者贡献尤著，本文的一些观点参考了他们的研究成果。参见徐荣斋：《略论李士材学说》，《浙江中医学院学报》1978年第2期；《略论李士材学说》（续），《浙江中医学院学报》1978年第3期；《略论李士材学说》（续完），《浙江中医学院学报》1978年第4期。参见李融之：《明季上海名医“李中梓”》，《上海中医药杂志》1955年8月号。参见包来发主编：《李中梓医学全书》，中国中医药出版社1999年版。历史学者冯玉荣则从儒医形象和知识传承对李中梓进行探讨，参见冯玉荣：《医籍、医名与医理》，《华中师范大学学报（人文社会科学版）》2014年第4期。

奇效。

> 夫子心通杳冥，识参造化，其余治病，不啻如孙吴之行军，应变出奇，不拘成律，而所向披靡，且无坚垒。其所生全，盖不知其几千万类矣。而又恐从心之巧，不能喻诸人，人可以泽一时，不可以寿万世，于是出其所得，笔之为书，用广仁慈，俾无夭阏。研精四十年，上自轩岐，下迄百家，靡不殚究，爰能会通众说，贯穿群言，去肤取精，黜俚崇雅，使读者得其一言片语，犹足开拓心胸，一空障翳，况或睹其全哉！[1]

李氏撷采众长，互为贯通，是持论较为客观、平正的一位医家，融入江南务实、灵变、包容的秉性。当代中医学家姜春华（1908—1992）评析李中梓“似乎接近东垣，少偏见，无派别”[2]。

二、亦师亦友

李中梓交往的前辈儒医、士人中，陈继儒已是誉满江南之名士。陈继儒（1558—1639），字仲醇，号眉公，松江华亭人。

> 三吴名下士争欲得为师友。继儒通明高迈，年甫二十九，取儒衣冠焚弃之……工诗善文，短翰小词，皆极风致，兼能绘事。又博文强识，经史诸子、术伎稗官与二氏家言，靡不较核。或刺取琐言僻事，诠次成书，远近竞相购写。征请诗文者无虚日。性喜奖掖士类，屦常满户外，

[1]（清）尤乘：《（合镌增补）士材三书·合刻三书序》，清康熙戊子年（1708年）大盛堂刻本。
[2] 姜春华：《历代中医学家评析》，上海科学技术出版社1989年版，第200页。

片言酬应，莫不当意去。[1]

李中梓就是征请序跋的后辈之一，李父尚衮（号震瀛）与陈继儒熟识，《医宗必读》完稿后，李氏多次请求，陈继儒应允作序[2]。

李士材兄著《医宗必读》成，未之流布也。尝掩袂语余曰：先生与先君子交旧矣。先君慷慨有大略，明晰当世之务，方神庙时，有议开吴淞江者，先君详画利害若指请掌，当事者弗能用，费以巨万计。既乃与袁了凡先生轸念桑梓，定减省赋役之议，虽赍志以殁，未及见诸行事，然是皆经济之事，得志于时者之所为也。……

今丁丑之岁，会新安友人吴约生、君如，见是书而悦之，亟欲公世，选美材、征楷画，而付之梓人。于是士材复语余曰：剂施之用有限，而法施之用无穷。余抱此书久矣，微两吴君者，徒作枕中之玩而已，何能传之通邑大都，为初学者立程哉！夫事固有无所为而为，不相谋而成者，是不可无传也。先生其为余志之。

余既悲士材之志，汇次前语；而又感两吴君之能相与有成也。复为之申曰：震瀛公之经济非洪业，而士材兄之医术非薄技也，一诸其能拯溺也。士材兄之著述非巨力，而两吴君之寿梓非小惠也，一诸其能启蒙也。通于一之说者，可以论三君子之际矣。[3]

---

[1]（清）张廷玉等：《明史》卷二百九十八《列传第一百八十六·隐逸》，中华书局1974年版，第7631页。

[2]《医宗必读》刊本多达四十余种。笔者所见，明崇祯十年（1637年）刻本（上海中医药大学图书馆有藏）和明金阊王汉冲刻本（南京中医药大学图书馆有藏），保留陈继儒、吴肇广、夏允彝三篇序言。清代《医宗必读》诸版本，如乾隆四十七年敷润堂刊本、光绪九年群玉山房刻本、光绪戊戌年委宛山庄刻本、三余堂刻本、扫叶山房本等，仅存李中梓自序。改朝换代，明臣夏允彝自沉殉国。避讳使然，夏序连同陈序、吴序，清刊本一并弃除。故文中所记《医宗必读》史料，引自明崇祯十年（1637年）原刻本。

[3]（明）陈继儒：《医宗必读·序》，明崇祯十年（1637年）刻本。

当李中梓向叔辈表达弃儒从医，君子不齿，自谦“发奋不遂而托于医以自见，工醯鸡之小术，忘先世之大猷，取嘲当世，贻羞地下”[1]。看着李中梓一路成长的陈继儒，给予极大的支持和慰藉。

> 夫医亦宁非士君子之经济也？当子在疚之期，才六龄耳，然余及睹其少成之性，弗事董率。而能自力于文章，令名噪诸生间，所至夺席，所去悬榻，斯已奇矣。已复出其余力，攻长桑之学，而洞隔垣之照，辨六气之沴疠，察七情之抑滞，所论著不下数种，而愈出愈奇。当是时自名公巨卿，以逮贾夫牧竖，靡不引领于车尘之及门，慰藉于刀圭之入口者，荣何必减拥慧，泽何必逊澍濡也？[2]

言语出自父亲好友、“有道闻海内”[3]眉公之口，坚定了李中梓矢志医药的决心。加之陈继儒亦通晓医学，擅于摄生养性。

> 却病之术，有行功一法。虚病宜存想收敛，固秘心志，内守之工夫以补之；实病宜按摩导引，吸努掐摄，外发之工夫以散之；凡热病宜吐故纳新，口出鼻入以凉之；冷病宜存气闭息，用意生火以温之。此四法可为治病捷径，胜服草木金石之药远矣。[4]

陈继儒力主顺应自然、“履和适顺”[5]，颇合养生之道。然而，一味行功却病、畏食药饵的陈眉公，老年久疟缠身，难免陷入尴尬。李中梓莫忘恩德，前往诊

---

[1]（明）陈继儒:《医宗必读·序》，明崇祯十年（1637年）刻本。

[2] 同上。

[3]（清）钱谦益:《牧斋外集》卷十《陈徵君仲醇六十序》，上海古籍出版社2003年版。

[4]（明）陈继儒《养生肤语》，中华书局1991年版，第4页。

[5] 同上书，第3页。

断，劝服人参，扶正退疟。“陈眉公疟症”见《里中医案》[1]：

隐士陈眉公，患三日疟，浃气未瘥。素畏药饵，尤不喜人参。余诊其脉，浮之则濡，沉之则弱，营卫俱穷，故绵延不已。因固请曰：夫素不服参者，天畀之丰也。今不可缺者，病魔之久也。正气虚惫，脉如悬丝，而可拘以常乎？变通趋时，不得失也。先服人参钱许，口有津生，腹无烦满。乃色喜云：素所胶而不化者，今日发吾覆矣。敢以性命委重，惟兄所命耳。遂以人参一两，何首乌一两，煎成膏，加姜汁一钟。甫一剂而势减七八，再进而疟遂绝。[2]

更为医界乐道的是，李中梓与前辈名医王肯堂惺惺相惜的情怀。王肯堂（1549—1613，字宇泰，别号损庵）弃官从医，历时十载所著之《证治准绳》，广收博览、持论平正，是十七世纪流传广泛的医学著作。“王肯堂脾泄”医案首记于清代毛祥麟的笔记小说集《对山书屋墨余录》(1870年)：

时金坛王肯堂宇泰，亦精岐黄术，年八十，患脾泄，群医咸以年高体衰，辄投滋补，病愈剧。乃延李诊视，诊毕，语王曰：“公体肥多痰，愈补则愈滞，当用迅利药荡涤之，能勿疑乎？”王曰：“当世之医，惟我二人。君定方，我服药，又何疑？”遂用巴豆霜下痰涎数升，疾顿愈。[3]

---

[1] 上海中医药大学图书馆藏《里中医案》，又名《李士材家藏医案》，为1975年据苏州图书馆藏原书兰晒而来，兰色沾染，模糊难辨。底本无陈眉公疟症、施笠泽两足肿重剧痛、秦景明痰饮等病案名称，故文中所记《里中医案》的病案名称及医案原文，引自包来发主编《李中梓医学全书》。

[2] 李中梓：《里中医案》，见包来发主编：《李中梓医学全书》，中国中医药出版社1999年版，第763页。

[3]（清）毛祥麟：《墨余录》，毕万忱点校，上海古籍出版社1985年版，第167页。

《(同治)上海县志》(1872年)对此做了简化：

> 金坛王肯堂亦精于医，年八十患脾泄，中梓诊视讫，语王曰："公体肥多痰，愈补愈滞，法宜用迅利药荡涤之。"乃用巴豆霜下痰涎数升，顿愈。[1]

《(光绪)南汇县志》(1879年)进一步缩减为：

> 金坛王肯堂精于医，年八十患脾泄，中梓曰："公体肥多痰，愈补愈滞。"乃用巴豆霜下痰涎数升，愈。[2]

民国名医张生甫[3]，在《医学达变外编·通因通用》记述此案[4]后，更从医理角度细致分析，强调经旨"必伏其所主，而先其所因[5]"，审因论治，治病求本。其曰：

> 使拘年高体虚及下多伤阴之说，疾何能瘳?《经》云：通因通用，信然。曾观《金匮》云：下利，三部脉皆乎，按之心下坚者，急下之，宜大承气汤。又下利，脉迟而滑者，实也。利未欲止，急下之，宜大承汤。又下利、谵语者，有燥屎也，小承气汤主之等语，亦概可征矣。[6]

---

[1]《(同治)上海县志》卷二十二《艺术》，清同治十一年(1873年)刊本。

[2]《(光绪)南汇县志》卷十三《人物志》，清光绪五年(1879年)刊本。

[3] 张生甫(1864—1933)，名国华，浙江慈溪人，民国时期中医大家，与张寿颐(山雷)、张锡纯(寿甫)合称"海内三张"。

[4]《医学达变外编》所记此案与《墨余录》基本相同，保留王肯堂赞许李中梓之言"当世知医者，惟我与尔，君定方，我服药，又何疑"。

[5]《黄帝内经素问》卷二十二《至真要大论》，人民卫生出版社1963年版，第542页。

[6] 张国华：《医学达变外编》，1924年铅印本，第42页。

而此前的《（乾隆）江南通志》（1736年）、《（嘉庆）松江府志》（1818年），则无记录。此案[1]仍待详考，但王肯堂列证详细、论治精当、处方平和的风格，无疑对李中梓产生影响。

三、磨砻淬砺

若说对于前辈李东垣、薛立斋、王肯堂等的医学知识，李中梓多属私淑、遥从的话，同辈医家所学、所悟则实实在在影响了他。如李中梓与吴县医家郭大川交谊深厚，曾两次长时间寓居苏州上津里郭园，其治疗症积的名方“阴阳攻积丸”，即在郭园向当地老妪访得[2]。李中梓与同乡施沛更为莫逆之交。施沛（1585—1661），字沛然，号元无子。书室曰笠泽草堂，故世称施笠泽。光绪《南汇县志》记：“天启初以贡除河南廉州通判，调署钦州首建……转南康同知归。沛素知医，罢官后益精其术，活人甚众。[3]”施沛通研医学，尤精辨证，擅治伤寒；所著《祖剂》以方类方，采用主方归类结构近似之医方，有利方剂溯流追源，在中医、方剂发展史上产生影响[4]。施沛另撰有《藏府指掌图书》《经穴指掌图书》《说疗》《医医》《素问逸篇》《脉微》，收入丛书《内外景灵兰集》。施氏遗留

---

[1] 此案虽经多次转载，医界乐道“当世之医，惟我二人”之慨然，实则存在疑点。学界大多认为，王肯堂生于明嘉靖二十八年（1549年），卒于万历四十一年（1613年），在世64载。这与医案中王肯堂年八十患脾泄存在矛盾。此前的地方志书如《（乾隆）江南通志》《（嘉庆）松江府志》均未曾记录此案。同治九年《墨余录》首载后，《（同治）上海县志》《（光绪）南汇县志》沿袭之，《医学达变外编》并作以阐发，进一步突出了李中梓的名医形象。此案实则与《金史·列传第六十九·方伎》所记初涉医林的张元素诊治医名显赫的刘完素相似。河间刘完素病伤寒八日，头痛脉紧，呕逆不食，不知所为。元素往候，完素面壁不顾，元素曰：“何见待之卑如此哉。”既为诊脉，谓之曰：“脉病云云，”曰：“然。”“初服某药，用某味乎？”曰：“然。”元素曰：“子误矣。某味性寒，下降走太阴，阳亡汗不能出。今脉如此，当服某药则效矣。”完素大服，如其言遂愈，元素自此显名。参见（元）脱脱等：《金史》卷131，中华书局1974年版，第2812页。

[2] 转引自金庆江等：《李中梓对吴中医学的影响》，《江苏中医》1994年第9期。

[3] 《（光绪）南汇县志》卷十三《人物志》，清光绪五年（1879年）刊本。

[4] 施沛的医学成就，参见拙稿：《明代医家施沛学术思想钩玄》，《中华中医药学刊》2011年第10期。

医案《云起堂诊籍》，由门人富元亮整理传抄留世。

施沛所著《医医》《说疗》卷首均题“华亭笠泽施沛沛然父编述　广野山人秦昌遇景明父　同社念莪李中梓士材父参校[1]”的字样。相对应的是，李中梓所著《颐生微论》[2]，书前亦有施沛序文一篇，且卷首标注“云间念莪李中梓士材父著　笠泽施沛沛然父校　书林叶仰峰梓行”[3]。施笠泽年长3岁，与李中梓的学术交流频繁，彼此治病、共同出诊。如《里中医案》载李中梓治疗“施笠泽两足肿重剧痛”。

> 别驾施笠泽，两足肿重，痛若虎啮，叫号彻于户外。医以四物汤加槟榔、木通、牛膝、苡仁，数剂病不少减。余曰：阴脉细矣，按之至骨则坚，未可竟以虚责也。况两膝如绯，拊之烙手，当以黄柏五钱为君，木通四钱为佐，槟榔一钱为使，日进两剂，可使遄已。笠泽服之。十余剂而愈。[4]

《诊家正眼》收录李、施二人共同诊病，讨论高龄患者代脉的情况。

> 善化县黄桂岩，心疼夺食，脉三动一止，良久不能自还。施笠泽云：五脏之气不至，法当旦夕死。余曰：古人谓痛甚者脉多代。周梅屋云少得代脉者死，老得代脉者生。今桂岩春秋高矣，而胸腹负痛，虽有代脉，不足虑也。果越两旬而桂岩起矣。故医非博览，未易穷脉之

[1]（明）施沛：《医医》《说疗》，郑金生点校，见《海外回归中医善本古籍丛书》第12册，人民卫生出版社，2003年，第771、797页。

[2] 李中梓：《颐生微论》，明万历戊午年（1618年）书林叶仰峰刊本，现藏于北京大学图书馆。

[3]《颐生微论》经李中梓等删补，遂成《删补颐生微论》，明崇祯十五年（1642年）及其后刻本，未保留卷前标注和施沛序文。参见《删补颐生微论·校注说明》，包来发、郑贤国校注，中国中医药出版社1998年版。

[4] 李中梓《里中医案》，见包来发主编《李中梓医学全书》，中国中医药出版社1999年版，第764页。

变耳！[1]

如果说前两医案李中梓棋高一筹的话，而治疗社友韩茂远时，李中梓不得不拱手相让。

> 社友韩茂远，伤寒，九日以来，口不能言，目不能视，体不能动，四肢俱冷，众皆曰阴证。比余诊之，六脉皆无，以手按腹，两手护之，眉皱作楚，按其趺阳，大而有力，乃知腹有燥屎也。欲与大承气汤，病家惶惧不敢进。余曰：吾郡能辨是证者，惟施笠泽耳。延至诊之，与余言若合符节，遂下之，得燥屎六七枚，口能言，体能动矣。故按手不及足者。何以救此垂绝之证耶？[2]

遇及大实有羸状的垂绝之证，即便名医李中梓也犹豫不决。但与施沛相知相交，深谙其之所擅，脱口而出："吾郡能辨是证者，惟施笠泽耳"。此案《云起堂诊籍》也有所录，相比《医宗必读·伤寒》，施沛的论述更为详细，分析更为透彻，理法方药，丝丝入扣。

> 庠友韩茂远，病伤寒食复，身热，四肢强硬，昏沉谵语，不知人事，大便四、五日不通。众医皆以为病笃不治，召余诊，告曰：病虽剧，药之当愈，药稍迟则必死矣。即为处剂，以大柴胡汤加杏仁，一饮而大溲通，斑乃见。再用犀角升麻汤，出入调理而安。所以知茂远病者，切其寸口脉沉而迟，趺阳脉浮而大。仲景曰：沉为在里，迟为在藏。又曰：脉浮而大，心下反硬，有热属藏者攻之，不令发汗。今攻之

[1] 李中梓：《诊家正眼》卷下《代（脉）》，见尤乘辑《（合镌增补）士材三书》，清康熙戊子年（1708年）大盛堂刻本。

[2] 李中梓：《医宗必读》卷五《伤寒》，明崇祯十年（1637年）刻本。

太迟，热留胃中，病当发斑，又以汗下失当，里实表虚，斑不得出。因用大柴胡下之，使三焦之气一通，斑即随出，稍迟则热甚胃烂而死矣。剂中加杏仁者，因病人食索粉而复故也。[1]

而当李中梓、施沛一起外出时，偶遇庠友唐仲宣急于寻医问药，视二子如天赐神医，足见李、施在江南的显赫医名。于是，二人携手出诊，治愈其妻产后抑郁证。李中梓与同道施沛切磋医术，显而易见。

庠友唐仲宣乃政，产后心神恍惚，言语错乱。召余治，予曰：此产后心虚，败血停积，上干于胞络，致病若此。先用佛手散加石菖蒲、五灵脂、刘寄奴、姜黄等药，以除败血，后以归脾汤调理而安。至明年五月复产，产后复患前证，遍延诸医。予仍书前方，一医讶曰：寄奴、姜黄等，从何来耶？仲宣疑不复用。至是岁仲冬，予偶同李士材过大洪桥，忽遇仲宣，喜而迎曰：内子自乳子后，或歌哭嗔笑，或狂妄不常，向服安神清心之剂不效，夜来几自缢矣。今偶值二子，岂天赐耶，幸为诊之。余同士材往诊，六脉沉涩，余曰：瘀血挟痰，久且益坚，非前所能疗也。用归尾、桃仁煎浓汤，下滚痰丸，二服。每服三钱，下去恶物。后用镇肝丸调理而痊。[2]

与李、施相熟的秦昌遇，亦为明末江南名医。秦昌遇（约1574—1662[3]），字景明，号广野道人，云间人，精通内科，擅疗儿科病证。清同治《上海县志》载：

---

[1]（明）施沛：《祖剂附云起堂诊籍》，上海古籍书店1983年版，第18页。

[2] 同上书，第15—16页。

[3] 秦昌遇生卒年月尚有争议，主要有1547—1629年和1574—1662年两种说法，文中采用后一观点，即秦昌遇年长李中梓14岁。

少善病，因学医。治儿科有神效，已而遍通方脉，不由师授，妙悟入微。尝行村落间，见妇人淅米，使从者挑怒之，妇人忿诟。昌遇语其家人曰：若妇痘且发，当不治，吾激其盛气，使毒发肝部耳。日下春时应见于某处，吾且止，为汝活之。及暮如其言，投药而愈。[1]

秦昌遇为人潇洒，处事谦逊，诊病救死，曰："法当死者，虽扁卢不能为，苟有生理，勿自我死之可矣？[2]"秦氏医术高超[3]，著有《症因脉治》《医验大成》《大方折衷》《幼科折衷》《痘疹折衷》《幼科金针》《幼科医验》等。秦昌遇与李中梓熟识，医学互动频频，《里中医案》记有李中梓诊治"秦景明痰饮"。

社友秦景明，素有痰饮，每岁必四五发，发即呕吐不能食。余曰：病日久而结成窠囊，非大涌之弗愈也，须进补中益气十日，而后以瓜蒂散频投，涌如豆汁，继如赤豆沙者数升，已而复得水晶者升许。如是者七补之，七涌之。百日而窠囊始尽，专服六君子汤、八味丸，经年不辍。[4]

《医宗必读》刊行 4 年后，秦昌遇于崇祯辛巳（1641 年）著成《症因脉治》。书中对《医宗必读》褒扬有加，指出李氏条清缕晰，张弛有度，深受王肯堂、薛立斋的影响。可见，对于李中梓与王肯堂的关系以及学术浸染，秦昌遇是熟悉的。

李士材先生《医宗必读》书，广为流布也，先生大意，多得之王宇

[1]《(同治)上海县志》卷二十二《艺术》，清同治十一年（1873 年）刊本。
[2] 同上。
[3] 秦昌遇的医学成就，参见拙稿《明代医家秦昌遇的诊疗规范和处方用药》，《南京中医药大学学报》2010 年第 1 期。
[4] 李中梓：《里中医案》，见包来发主编《李中梓医学全书》，中国中医药出版社 1999 年版，第 764 页。

泰《准绳》，而立论则宗《薛氏十六种》。其论中风一症，则辨别真类；泄泻之治，立法昭明；心胃之痛，详加注别；咳嗽腰痛，皆分外感内伤；肿胀之症，分别虚实寒热，俱无遗议者矣。[1]

同时，秦昌遇在《症因脉治》首立“论《医宗必读》症因差误治法不合”专篇，救偏补弊李氏之不足。

但其中尚有未纯之处，前此相沿成弊。如首论伤寒传至三阴之条，误引直中阴经之方。混一立治。……一寒一热，二症天壤，而以一法混治，岂理也哉？[2]

此后，秦昌遇依次指出《医宗必读》在虚劳症、痢疾症、肛痛等病因病机或处方用药上的欠妥之处，而目的在于“深彰先生之道，而全先生之书也[3]”，学术上磨砻精进，不言而喻。

从学术批评角度，对李中梓最为严厉的当推沈璠，撰《驳正〈医宗必读〉札记》一卷[4]。“沈璠，字鲁珍，一团人，性伉直，昼视病，夜参方，尽无不效。先是李中梓言近人元气薄尚温补，璠谓邪留不去则成为实，补之，病将日甚。又《经》言治病必求其本，其本乃受病之本，非专指脾胃。……其他指摘皆原本《内经》，切中士材之失[5]”。《(乾隆)江南通志》称沈璠为：“上海名医，故有李、

[1]（明）秦景明：《症因脉治》，（清）秦皇士辑，上海卫生出版社 1958 年版，第 1 页。

[2] 同上书，第 1—2 页。

[3] 同上书，第 6 页。

[4]（清）沈鲁珍：《驳正〈医宗必读〉札记》，清嘉庆《上海县志》、《(同治）上海县志》均有所记。上海中医药大学图书馆藏有《沈鲁珍驳正〈医宗必读〉案》，光绪二十四年（1898 年）乐安寄傲轩主人手抄本，内容并非驳正《医宗必读》之札记，而是百余则沈鲁珍医案。但《沈鲁珍驳正〈医宗必读〉案》与《珍本医书集成》中的《沈氏医案》又不相同。

[5]《(同治）上海县志》卷二十二《艺术》，清同治十一年（1873 年）刊本。

刘、徐、沈四家[1]，璠最后出，名特著[2]”。现录“沈鲁珍评《医宗必读》论疟疾”数语，以管窥豹。

> 久疟必虚一句，最能误事。如果虚而有寒痰者，服之相宜。如疟久而有痰积于胃，又有阴虚而火盛者，服之必不宜。士材议近世之医，皆不明理，惟我独尊，此言过也。……士材以阳为君子，阴为小人；热药为君子，寒药为小人。但《易》云：一阴一阳之谓道。《内经》云：无阳则阴无以生，无阴则阳无以化，二者不可偏废。至于治症，当以元气为君子，邪气为小人。元气宜补，邪气宜去。寒热温凉，随病而施，中病而止，岂可多事温补？痛戒寒凉乎。《内经》病机十九条，属火者五，属热者四，属寒者一，则知属火热者多，属寒者少。用药治病，宜体《内经》之意，不宜专执己见，谈天说地，以惑后人。[3]

正值《医宗必读》《内经知要》风行一时，李中梓为“三吴中遂以长沙氏目相之[4]”，对李氏学说不当之处进行补偏救弊，批评式的学术互动无疑是完善医学理论、推进医学发展的强大动力。

四、余音缭绕

李中梓学验俱富，名驰江南。“武原二仲”之一彭孙贻（1615—1673，字仲谋），在《脉诀汇辨·叙》称赞“云间李念莪先生固近代之和扁也[5]”。所学者

---

[1] 李、刘、徐、沈四家通常指李中梓、刘道深、徐子瞻、沈鲁珍。

[2]《(乾隆)江南通志》卷一百七十《人物志·艺术》，清乾隆二年（1737年）重修本。

[3]（清）沈鲁珍：《沈氏医案》，见裘吉生主编：《珍本医书集成》第13册，上海科学技术出版社1986年版，第71—72页。

[4] 李中梓：《删补颐生微论·自序》，明崇祯十五年（1642年）刻本。

[5]（清）彭孙贻：《脉诀汇辨·叙》，清康熙六十一年（1722年）刻本。

众多，李中梓也竭提携之力。如闵曙公，名暹，号迈庵，“天性孝友，精轩岐术，能诗，士林多推之，云间李士材尤相器重[1]”。《内科心典》常被视为清代徐时进（字学山，江苏吴县人）所纂，实则闵曙公原撰，系徐氏依据闵氏遗稿整理而成。《内科心典》收载秦景明新方、缪仲淳新方、喻嘉言中寒门新方[2]，闵曙公所受李中梓、秦昌遇、缪希雍影响，多种学术思想在书中交汇。李中梓《伤寒括要》顺治六年（1649 年）成书，同郡校阅者 17 人。如参校者之一金时揄，字仲材，与李氏同时稍晚，“精方术，与士材齐名[3]”。又一参校者沈时誉，字明生，留世《医衡》四卷，引述李中梓“泄泻九法”、“治积按初中末法”、“心胸胃脘胁腹诸痛辨”、“虚劳论”等大量观点[4]；后经虞山缪葶联（字少初）等增删，托名古吴叶桂天士选辑，遂成《叶选医衡》[5]，盛行一时。沈氏治法以虚实兼顾、补泻平施著称，学术传承江南医学一脉。而《伤寒括要》门人校阅者更多达 28 人：

沈　颋朗仲父	苏州府
朱天定道力父	湖州府
杨时明亮生父	华亭县
富日章伯含父	上海县
董宏度君节父	苏州府
傅持容元厚父	上海县
许友绪名子父	松江府
陆智严毅生父	长洲县
李廷杰弘稚父	上海县

[1]《(乾隆)吴郡甫里志》卷七《耆硕》，清乾隆三十年（1765 年）刻本。

[2]（清）徐时进:《内科心典》，金庆雷整理，见《吴中医集》临证类，江苏科学技术出版社 1992 年版，第 686、688、689 页。

[3]《(同治)上海县志》卷二十二《艺术》，清同治十一年（1873 年）刊本。

[4] 参见（清）沈时誉:《医衡》，清顺治十八年（1661 年）刻本。

[5] 参见（清）叶天士:《叶选医衡》，清光绪二十四年（1898 年）刻本。

包时化象蕃父	华亭县
徐化鳌神诸父	绍兴府
徐廷圭君执父	吴　县
陆　蓨臣如父	上海县
朱景旸玄宾父	上海县
邵德廷公远父	杭州府
江　青子巽父	徽州府
徐　复雪凡父	苏州府
薛　晖昙孚父	上海县
徐以荣山友父	华亭县
戴期腾景升父	华亭县
吴国奇君正父	休宁县
程懋绩介眉父	徽州府
叶挺秀天生父	青浦县
王克劭叔云父	华亭县
男允恒寿臣父	松江府
董　廙晋臣父	
王兆麟圣生父	
侄果瑛朗润父[1]	

就明清时人的区域观念而言，李氏门人大多来自苏州府、松江府、杭州府、湖州府及其下属州县，皆属江南地域。明清之际，师授已然取代家传，成为江南地区研习医术的主要方式，且远播徽州府、绍兴府。其中尤以刘道深、沈朗仲、

[1] 李中梓：《李士材先生伤寒括要》，清康熙元年（1662年）刻本。《伤寒括要》初刻于顺治六年（1649年），有朱二然校白鹿山房藏版刊本、书三味楼刻本两种，但初刻本均未收入“同郡较阅姓氏”和“门人较阅姓氏”。

尤生洲、李延昰、蒋示吉最为出众，著书立说，弘扬师说。刘道深，字公原，上海人，与李中梓为中表，因习医尽得其秘，求治者无贵贱必应。留有“黄花篱下迎人笑，老去求闲不自由[1]”诗句，著《医案心印》《症脉合参》等书[2]。

传承的枢纽人物沈颋，字朗仲，苏州府人。崇祯庚辰（1640年）从李中梓习业，参加《颐生微论》删补，二年后完稿。李中梓自序详细载录删补过程：

> 庚辰秋，吴门沈子朗仲翩然来归，一握手而莫逆于心，端凝厚藏，慷慨浩直而不漫齿颊，峨然载道之伟器，与语移旦暮，鲜弗神领。《灵枢》诸经典，了然会大意，投药中窾，砉然如庖丁游刃。岂特曰吾道西矣，而邈然弗可量已。于是相与辨几微，参益损，跻颠极，破偏拘，皇皇登于大道，以俟百世，可以画一，则庶几其快我隐，谢我过焉。嗟乎，吾道之不孤，其有赖于朗仲也乎！[3]

沈朗仲不辱恩师李中梓厚望，著有《病机汇论》。该书编写延续李氏学脉，除增订者马俶（元仪）外，参阅者多达23人：

同学	杨汉英（楚奇）	
世侄	沈　璘（月恒）	
门人	汪光爵（缵功）	张延绥（屡丰）
	张东粲（治闻）	沈高薮（雨蘅）
	孙　溶（武光）	杨承恩（天来）
	潘士俊（山友）	朱大章（翰文）
	盛　笏（觐尊）	尤　怡（在京）

[1]《（光绪）南汇县志》卷十三《人物志》，清光绪五年（1879年）刊本。

[2]《（乾隆）江南通志》卷一百七十《人物志·艺术》，清乾隆二年（1737年）重修本。

[3] 李中梓：《删补颐生微论·自序》，明崇祯十五年（1642年）刻本。

姜本位（思吾）　　吕永则（芳洲）

江承启（夏園）　　徐石虹（天玉）

项锦宣（耀雯）　　俞士荣（天阶）

沈时学（明高）　　徐绳祖（子长）

黄　臻（德龄）

男天祐（予怀）

孙震铨（与禄）[1]

近代谢利恒因而评价："《病机汇论》十八卷本朗仲所辑，元仪晚年与在泾参订成之。……辑前贤方论，皆终于士材，实士材一派之学最完全之书也。[2]"

尤生洲，名乘，号无求子，清初江苏吴门人。早年习儒，初涉医书，其表伯邢层峰为世医，常常前往求教，每每得到指点。弱冠起从李中梓学医，获其亲授。后遍访良师，得针灸之传。曾任太医院御前侍值，三年后辞官返乡，在苏州虎丘与同窗蒋示吉（字仲芳）共设诊所，施济针药，求治者甚众。增补李师撰写的《诊家正眼》《本草通玄》《病机沙篆》，合入自己所撰《寿世青编》二卷，编成丛书《士材三书》，清康熙六年（1667年）刊刻问世。后翻刻不断，现存版本30余种，为士材学派在江南乃至全国的传播起到关键作用。

李延昰（1628—1697），字辰山、期叔，号寒村，李中立之子，幼随叔父李中梓学医[3]。李延昰反清复明，"曾走桂林，任唐王官，事败归，遁迹平湖佑圣宫为道士，以医自给。"[4]所著《脉诀汇辨》汇集脉学文献70余种，汇之以全，辨之有据，结合临证，阐发李中梓未尽之意。然而，李氏叔侄似乎都不看重这种医

[1]（明）沈颋编著、（清）马俶增订《病机汇论》，陈熠点校，人民卫生出版社1996年版，第20页。

[2] 谢观：《中国医学源流论》，澄斋医社，民国二十四年铅印本，第20页。

[3] 李延昰的事迹，参见冯玉荣《医与士之间：明末清初上海李延昰的边缘人生》，《复旦学报》2014年第5期。

[4]《（同治）上海县志》卷二十二《艺术》，清同治十一年（1873年）刊本。

学家传。

> 余客海虞，尽得缪慕台先生遗稿，并周梅屋先生之《独得编》，朝夕研穷，乃于脉理颇窥涯略。更参以会稽张景岳先生之《类经》，遂洞若观火。西江喻嘉言，武林张卿子、卢子繇皆称莫逆，教益弘多。[1]

依照李延昰所言，其辨脉之理自学于缪希雍（号慕台）、周梅屋、张介宾（号景岳），并与喻昌（字嘉言）、张遂辰（字卿子）、卢之颐（字子繇）交流密切，受益良多，同样印证了明清之际学术交往是练就医术的重要途径。而“家先生（指李中梓）高材硕德，为海内贤士大夫，迫而成医，虽生徒满宇内，誓不传之子弟，虑为赵括之续也”[2]。可见，李中梓亦不倾向于医学的家族内传，子允恒（字寿臣）参与了《伤寒括要》的校阅，却不以医名。

蒋示吉，字仲芳，号自了汉，清初江苏吴县人。曾撰《通医外治》一卷，同窗尤乘序略曰：“世居娄江，因母氏而迁金阊。桐泾一曲，时应病家之请，往来松浙间，默契往圣之神，访异人之指授，临证已多，活人无算。”[3]蒋氏代表作《医宗说约》六卷，摘录《内经》及历代医家论述，结合临证经验分科整理而成，广为流传。在卷之首“《内经》分配三部脏腑脉法”、卷之三“阴阳毒症”称李中梓为“先师李士材”，并采用李氏学术观点[4]；在卷之首“药性炮制歌”，论述“士材先师”诊治“周忠介公夫人”虚中实证[5]。又著《望色启微》三卷，首次从望诊角度系统整理《内经》内容，是现存第一部望诊专书[6]。

---

[1]（清）李延昰：《脉诀汇辨·凡例》，清康熙六十一年（1722 年）刻本。

[2] 同上。

[3] 转引自［日］丹波元胤《中国医籍考》卷六十三《方论四十一》，人民卫生出版社 1956 年版，第 859 页。

[4]（清）蒋示吉：《医宗说约》，王道瑞、申好真校注，中国中医药出版社 2004 年版，第 9、142 页。

[5] 同上书，第 54 页。

[6] 参见（清）蒋示吉：《望色启微》，中医古籍出版社 2008 年版。

除直接师承外，李中梓再传马元仪。马俶（1634—1714），字元仪，江苏吴县人，医名盛于康熙年间。马元仪受业沈朗仲，又问业李中梓，并私淑喻嘉言。替业师沈朗仲增定《病机汇论》，为每门病类附加按语，“误者正之，缺者补之……至如颜子笃学，附骥行显，以生平之一得亦备录于后，用表渊源之有自焉[1]”，对士材学说有阐发隐微的作用。马俶自序成书过程：

> 余幼业儒，改而业医，缘数奇也，而务在明理，因师事朗仲沈先生。先生派出云间李士材之门，余因沈先生兼得事李先生。是二师者，皆神明于医，而深入堂奥者也。有喻嘉言先生者，亦同时之俞、扁，与李、沈二师，最相契合。余恨未及亲炙，窃私淑之。是二师一先生者，皆有撰录，而李师之书海内流传，其津梁后学，既不一种。独沈师之著述，未经剞劂，即此《病机汇论》。[2]

马元仪另著《印机草》一卷，收载医案70余则，与《医宗必读》论述的理法方药相互印证，并录有王晋三、祁正明医案[3]。晚清医家周学海（字澂之，1856—1906）《评点印机草》，收入《周氏医学丛书》第二集[4]；现代医家顾渭川（字梦熊，1885—1966）亦有评注[5]。

李氏医学三传尤在泾。尤怡（？—1749），字在泾，号拙吾、饮鹤山人，江苏长洲人，少时家贫而勤学，后从马元仪学医。马氏晚年得尤在泾，甚喜，谓其妻曰：“吾今日得一人，胜得千万人矣。[6]”尤在泾尽得师传，治病多奇中，名噪

[1]（清）马俶：《病机汇论·自序》，人民卫生出版社1996年版，第17页。
[2] 同上书，第16页。
[3] 参见（清）马俶：《印机草》，清康熙五十二年（1713年）刻本。
[4] 参见（清）周学海：《评点马氏医案印机草》，见《周氏医学丛书》（第二集），安徽建德福慧双修馆刻本，1911年。
[5] 参见顾渭川：《顾氏评注印机草》，上海中医学院附属中医文献研究馆1959年版。
[6]（清）尤世楠：《大父拙吾府君家传》，见尤怡《金匮翼》，清嘉庆十八年（1813年）心太平轩刻本。

一时。代表作《伤寒论贯珠集》《金匮要略心典》，是后人研读《伤寒论》《金匮要略》的必备参考书，历来为医界推崇。所著《金匮翼》，参校人员有朱青溪、沈安伯、沈竹坪、邱士廉、顾心安、钱理安、邱云坡、顾晴川、潘小愚、顾心梅、陈步羔、夏晋安、尤东屏、尤惕峰、尤图南、尤召南[1]，达16人之多，学术薪火延绵传递。[2]

李氏学说经过江南众门人弟子的推波助澜，特别经沈朗仲、马元仪、尤在泾阐发，医理水平和临床经验迅速发展。《中国医学源流论》评价："明末诸家中，虽无特见而大体平正不颇者，当推李士材。……士材之学，一传为沈朗仲，再传为马元仪，三传为尤在泾。[3]"影响从江南辐射全国，病种从伤寒杂病拓及温病疠疫，学术从平正不偏进入精深广博，"士材学派"自有明一代延续至今。同时从个人而言，李中梓弃儒从医，自习经典，在与前辈儒医、医门同道、后学弟子等的频繁交流中，或讨论脉诊，或辨析证情，或商榷用药，医著彼此参校，医术砥砺前行。在明清之际的江南，家传世医趋于弱化之时，李中梓个案展现出研读医经的自学途径，师授传承的学派传播，医家间的学术交往无疑更是良医成就的不二法门。正是基于多元的训练方式，明代（以及清初）社会可以不倚重政府的栽培，培育出很多质量高、数量多的医生[4]。

（原载《复旦史学集刊》第5辑《变化中的明清江南社会与文化》）

---

[1]《参校诸同人姓氏》，见尤怡《金匮翼》，清嘉庆十八年（1813年）心太平轩刻本；亦见于上海文瑞楼1914年石印本。而常见《金匮翼》各版本，如上海卫生出版社（1957年）、中国中医药出版社（1996年、2005年）、中医古籍出版社（2003年）以及《中国医学大成》第9册（上海科学技术出版社，1990年），未保留《参校诸同人姓氏》。

[2] 李中梓传人的研究缘起于职延广先生的思路，参见职延广：《李中梓先生及其传人与著作初考》，《中国中医基础医学杂志》2000年第2期。拙稿《"士材学派"的流传与门人》曾参与第十五届全国中医药文化学术研讨会学术交流（内蒙古阿尔山，2012年）。

[3] 谢观：《中国医学源流论》，澄斋医社，民国二十四年铅印本，第19—20页。

[4] 梁其姿：《宋元明的地方医疗资源初探》，见张国刚主编《中国社会历史评论》第3卷，中华书局，2001年，第219—237页。

第四节　世医、儒医、御医：清末江南名家陈莲舫的医事与医道

陈莲舫（1839—1916），清末名医，青浦陈氏十九世医。名秉钧，别署庸叟，又号乐余老人，生于道光十九年（1839年）[1]，白鹤旧青浦人[2]。陈氏医学始于明代早期，流传至今二十余代。陈日允（字耀甫），清代康雍年间青龙镇人，陈氏十四世医。《(光绪)青浦县志》载，陈日允"得嘉定郁士魁疡医传，擅刀针，能治危症"[3]。陈御珍（字天士），雍乾年间人士，子承父业，陈氏十五世医。陈佑槐（字学山），御珍之子，清代著名外科医家。《(光绪)青浦县志》载："佑槐以少孤将弃其业不习，会有相人者，相佑槐当以医名世，于是复理其旧业，名噪一时，卒如相言"[4]。陈莲舫的祖父陈焘，"佑槐子，字宇泰，贡生，由旧治移居珠里，医亦有名"[5]。陈焘，嘉道年间陈氏十七世医，由青龙镇迁居朱家角北大街陈家弄，寓所名曰"泰山堂"。子陈垣（陈莲舫之父），皆以行医为业。

陈莲舫自幼习儒，涉猎经书。"莲舫亦诸生，尝入龙门书院读书"[6]，且善书

---

[1] 朱家角镇地方志编纂委员会编：《朱家角镇志》上编《人物》，上海辞书出版社2006年版，第281页。陈莲舫生年，亦有1837年、1840年之说。

[2] 旧青浦，古名青龙镇。青龙镇，始置于唐天宝五年（746年）。宋元时期，青龙镇为上海县属地，它是上海这一港口城市的最早发轫地。明嘉靖二十一年（1542年），在青龙镇置青浦县，万历元年（1573年）青浦县徙治唐行镇（今青浦区治青浦镇）。故青龙镇为旧青浦，位于今上海市青浦区白鹤镇。

[3]（清）陈其元等修、（清）熊其英等纂：《(光绪)青浦县志》卷二十二《人物·艺术传》，载《中国地方志集成·上海府县志辑》第6册，上海书店出版社2010年版，第382页。

[4]《(光绪)青浦县志》卷二十二《人物·艺术传》，第383页。

[5] 同上书，第383—384页。

[6]（清）黄寿南：《七家诊治伏邪方案》，中医古籍出版社1981年版。据甲寅年（1914年）腊月初八日黄氏手抄本影印，原书无页码。辑抄者黄寿南（约1851—1914），名福申，号沁梅，室名不倦庐，吴门（今属江苏苏州）人，遍访吴门名医遗书方案，手自抄辑而成《黄寿南抄辑医书二十种》。《七家诊治伏邪方案》属其中之一，为"高紫垣、曹沧洲、陆方石、鲍竺生、吕仁甫、王赓云、陈莲舫七君先后同看姑苏张越阶方案"。可参阅傅景华：《读〈七家诊治伏邪方案〉》，《中医杂志》1983年第7期；何任：《读〈七家诊治伏邪方案〉摭记》，《浙江中医学院学报》1992年第5期；何任：《读〈七家诊治伏邪方案〉摭记（续）》，《浙江中医学院学报》1992年第6期。

画，擅绘梅花[1]，“附贡生，候补刑部郎中”[2]。早年跟随祖父陈焘，举家迁居珠里（又名珠溪，即青浦朱家角），临证侍诊，潜心研习家学，汲取前贤经验，渐成一代名医。如民国《青浦县续志》所载，“承世业，精习经方，洞晓脉理，时有国手之目，四方求诊，不远千里而至，甚有舍馆以侍者”[3]。当时，青浦地区以陈莲舫、赖元福医名为盛，人称陈、赖[4]。赖元福在青浦珠溪一带医技高超，驰名几十年，方与陈氏齐名；亦可映衬陈莲舫医术之卓然、医名之显赫。光绪年间，陈莲舫先后五次应征入宫为光绪帝、慈禧诊治，被誉为医学“江南第一手”。门人董人鉴（韵笙）描述当年情景，“王公大臣、封疆大吏之患疾者，或踵门求治，或驰书敦聘，吾师制方配药，靡不着手成春”，又曰病者“恒见呻吟而来，踊跃而去，治病神妙，盖有如此”[5]。

然陈莲舫为人质朴、不慕财帛，“遇病家要诊，辄徒步不御，与贫者却其财物，或延登渔舠，弗拒也”[6]。晚年载誉而归，行医于上海市区，“英租界六马路，大方脉，号金一角，门诊一圆二角，出诊八圆二角”[7]。而同时期费仁（绳）甫，亦行医于“英租界北京路庆顺里，大方脉，号金一角，门诊四圆，出诊二十四圆”[8]。可见，陈氏门诊、出诊的收费较合理、惠民。

遗憾者，陈莲舫丰富的临证经验，“所著医言，毁于火，今所存者《庸庵课徒草》《纪恩录》数卷而已”[9]。目前，存世主要著作有《女科秘诀大全》《加批校

[1]《白鹤志》编纂委员会编：《白鹤志·人物》，上海科学普及出版社2004年版，第518页。

[2] 张仁静修、钱崇威纂、金咏榴续纂：《民国青浦县续志》附编，载《中国地方志集成·上海府县志辑》第6册，上海书店出版社2010年版，第823页。

[3] 同上。

[4] 参见《民国青浦县续志》卷十八《人物四·艺术传》，第762页。载“赖元福，字嵩兰，居珠里，精通脉理，能起沉疴，以医鸣于时者数十载，达官显宦争以重金延聘，弟子四方负笈至者云集，同里陈征君秉钧医名最著，元福几与之埒，人称陈、赖”。

[5]（清）陈莲舫著，董韵笙编，肖梅华点校：《陈莲舫先生医案秘钞》序四，见张玉萍主编：《陈莲舫医案集》，福建科学技术出版社2008年版，第180页。

[6]《民国青浦县续志》附编，第824页。

[7] 熊月之主编：《稀见上海史志资料丛书》第4册，上海书店出版社2012年版，第116页。

[8] 同上。

[9]《民国青浦县续志》附编，第824页。

正金匮要略心典》《加批时病论》，及其门人抄录校订而成的《陈莲舫先生医案》《陈莲舫先生医案秘钞》等。

一、从名医到御医

光绪二十二年（1896年）七月二十二日，湖北两广总督张之洞发电其侄前任江苏嘉定县知县张枢，特地命他请陈莲舫为李鸿藻治病，言语恳切。电牍“致苏州张子密”，张之洞写道：“闻青浦陈莲舫刑部，医理甚精，名望甚著。李高阳系痰火证，尚未大愈，拟请渠赴京为高阳诊治”[1]。而陈氏以母年事已高，不能远行为由拒往。后经盛宣怀、袁昶等斡旋相助，陈莲舫同意北上为李鸿藻治病，张之洞让侄子张彬护送，还请盛宣怀安排轮船及小轮，又商议安排陈氏在京住处。[2]戊戌政变后，光绪帝囚禁于瀛台，情志不舒而成病。[3]京城御医束手，上海盛宣怀推荐陈莲舫为光绪帝诊治，电文称其“医理精通，每遇标本要证，举重若轻，现系江南第一手”[4]。陈莲舫应征入京诊治。

光绪二十六年（1900年），陈莲舫业医于上海北海路，求治者车马盈门。光绪二十八年（1902年）又应聘为张之洞本人治病，与张之幕僚李平书志同道合，往来甚好。李平书自叙载，“辛丑二月，青浦陈莲舫先生莅鄂，治香帅病，余日往请教。莲老谓阅名医方论，可以悟本草主治，阅温疫明辨，可以诊近来时症”[5]。随后，李平书又谦虚求教，“余以《读素随笔》请益，先生谓此种工夫用一分，得益一分，不可作辍”[6]。光绪三十年（1904年）七月下旬，应邀随李平书赴广东，为

[1] 苑书义、孙华峰、李秉新主编：《张之洞全集》第九册《电牍》四十四，河北人民出版社1998年版，第7083页。

[2] 茅海建：《戊戌变法的另面：“张之洞档案”阅读笔记》，上海古籍出版社2014年版，第483页。

[3] 陈可冀主编，周文泉、江幼泉等编著：《清宫医案研究》，中医古籍出版社1990年版，第2378—2379页。

[4] 转引自茅海建：《戊戌变法史事考》，生活·读书·新知三联书店2005年版，第131页。

[5] 李平书著，方尔同标点：《李平书七十自叙》，上海古籍出版社1989年版，第50页。

[6] 同上。

两广总督岑春煊治病；八月，又应盛宣怀之邀，返回上海施诊[1]。此后，经两江总督刘坤一，湖广总督张之洞保荐，陈莲舫数度入宫为光绪帝治病。《莲舫秘旨》载录诊治德宗的部分脉案，如光绪三十三年（1907年）“巧月初五”：

> 诊得上脉左右各三部，均见滑而带弦兼数，尚未见平。数象仍属水亏，牵掣时作。总之脾胃两经失健，肾主封藏，未必能坚。脾主健运，又为不藏。昨夜大便两次，且复溏稀。关乎胃家运行不利，谷食不能尽化精华而变糟粕。遂致气怯神倦，上热下寒，拟芳香以醒胃，健化以和脾。[2]

是年荷月、巧月间，多次为光绪帝诊治，陈莲舫用药平实妥当，皆以“清”“和”为主，多用饭蒸于术、炒夏曲、白茯苓等[3]。数诊处方，疗效颇显，深得赏识，赐封为三品刑部荣禄大夫。作为御医，主要负责审查药方；陈莲舫深知政局动荡、官场险恶，遂因年老多病辞归[4]。

在京期间，与王公大臣、封疆大吏、宫廷御医及各地名医，皆有交往。陈氏“与武进盛旭人杏荪父子交最密，盛氏有别业在沪，尝推宅以舍秉钧，人以为美谈”[5]。利用个人名望、社会影响，陈莲舫不断推进医学交流研究与中医教育活动。光绪三十年（1904年），与李平书等在上海英租界小花园创立医学会。两年后，又与李平书、蔡小香等发起创建上海医务总会，旨在整顿中医、兴办教育、筹设医院，为发展中医药不遗余力。民国五年（1916年），陈莲舫因常年亲制丹药，染积药毒，疽发于手而逝世，享年78岁。

---

[1] 李平书著，方尔同标点：《李平书七十自叙》，上海古籍出版社1989年版，第51—52页。

[2]（清）陈莲舫著，吴仁山整理，吴鸿洲点校：《莲舫秘旨》，上海科学技术出版社1989年版，第212页。

[3] 同上书，第210—213页。

[4] 上海通志编纂委员会编：《上海通志（第十册）》卷四十四《人物》，上海人民出版社、上海社会科学院出版社2005年版，第6551页。

[5]《民国青浦县续志》附编，第824页。

二、从经方到时病

（一）崇尚经典，批校医籍

陈莲舫崇尚医学经典，认为历代注释《金匮》，“当推《金匮心典》一书为巨擘”，“洵足启前人之秘论，为后学之津梁”[1]。该书二十二篇，分为三卷，为吴县医家尤怡（字在泾）考究《金匮要略》，“集既成，颜曰《心典》，谓以吾心求古人之心，而得其典要云尔”[2]。勘正时，尤怡遵古不泥古，独抒己见，又善于总结归纳，言简意赅。陈莲舫早年研读，颇有收获，而后以此课徒，发现尚有不详之处，故精挑细选他家评注加以补充，提要钩玄，阐发旨归。对于各种疾病，陈莲舫常直接批注要点。如痰饮病中，有“此五节是言水之在五脏者”“此三节言留饮之病状”[3]等批注。书中不同篇章上下内容或有所关联，陈莲舫同样以批注形式加以指出，如“此节言虚劳之证候及其治法。合下六节，皆论虚劳各有所主之方”[4]。如此标示，后人读之，一目了然，便于虚劳证候的融会贯通。陈氏又常引历代名家所述，借以阐发经旨。如奔豚病，引金代张从正所云，“惊者，为自不知故也；恐者，为自知也”[5]，区分“惊”“恐”细微差异，在于自知与否；再引周扬俊之言“少阴脉循喉咙，因其所系之经而上冲殊使也”[6]，点出该证气冲喉咙，为少阴肾经循行此处所致。

---

[1]（清）陈莲舫：《加批校正金匮要略心典》陈序，见宋咏梅主编：《陈莲舫医著大成》，中国中医药出版社 2019 年版，第 7 页。

[2]（汉）张仲景原文，（清）尤在泾纂注：《金匮要略心典》自序，上海卫生出版社 1956 年版，第 4 页。

[3]《加批校正金匮要略心典》，第 51 页。

[4] 同上书，第 32 页。

[5] 同上书，第 39 页

[6] 同上。

清代伤寒名家柯韵伯尝谓："胸中无半点尘者，目中无半点尘者，才许作古书注疏"[1]。说明注疏之难，对杂伪、错简、讹字、衍文等，须一一指破，方显文者真意。《金匮要略心典》，陈莲舫细细品读加以批注，校勘训诂中评述剀切。历代各家所注，有疑误之处，直抒己见。如脾中风、脾死脏，陈氏认为"此二节为脾约病，言中风及死脉，而不言中寒，此文殆有缺文乎"[2]；又如肾脏病，其曰"独缺中风、中寒二条，意者有脱简耶"[3]，认为此两处或有脱文。可见，陈氏加批《金匮心典》，力求阐释文意精湛到位，对有否阙文的批阅格外细致谨慎。此外，陈氏还提出前人校正"讹字"时存在的错误，如"语声啾啾然，细而长者，头中病"[4]，"病"字，一作"痛"字，又《金鉴》易"头"字为"腹"字，则未免臆断矣，其认为前人校注，易此两字似不当之举，当参看《内经》以求其详[5]。注释方面，陈氏参以其他医籍，解释文中个别字词的含义。如"大邪中表，小邪中里……"[6]，陈氏按《金鉴》以小邪为七情人邪，而前人加注小邪为户牖隙风，有别于本注也[7]。

利用医学经典，紧密结合临床。不仅在内科、外科临床经验丰富，陈莲舫对女科诊治也很有见地。"妇人阴性偏拗，幽居多郁……且面加粉饰，语多隐讳"[8]，故而治妇人病尤难，当博览医籍，师其长技，穷其医理，方可有所思绪。陈氏业医数十年，探考前贤之说，记录经手所治，著成《女科秘诀大全》。如郁证，取《金匮要略》"妇人咽中有如炙脔"描述此病；或念其不详，又取《产宝百问》[9]

[1]（清）柯琴：《伤寒来苏全集・伤寒论注》自序，宣统元年（1909年）同文会刊本，第1页。
[2]《加批校正金匮要略心典》，第49页。
[3] 同上。
[4]《金匮要略心典》，第5—6页。
[5] 参见《加批校正金匮要略心典》，第11页。
[6]《金匮要略心典》，第10页。
[7] 参见《加批校正金匮要略心典》，第13页。
[8]（清）陈莲舫撰，杜杰慧、王敬点校：《女科秘诀大全》，北京日报出版社1989年版，原序。
[9]《产宝百问》原题（元）朱震亨纂辑，（明）王肯堂订正，实为（宋）齐仲甫所著之《女科百问》，书商托名朱氏而刊行。

之论“阴阳之气痞结，咽膈噎塞，状若梅核，妨碍饮食”[1]。此等细说，后之医者乃可明辨此病，殆可不误诊治。又如将痛经分期为经水将行、经行和经水过后三类，对各自病因作详细分析。[2]陈氏博采众家，广纳前贤，详加分类细说，辨其微异，难能可贵。诚如吴中名医曹沧州序中所言：

悉从根本着想，条分缕晰，朗若列眉，使后之学者得以升堂入室，窥奥窔而抉藩篱，实出先生挈引之功也。[3]

（二）按察运气，详审时病

《素问·至真要大论》曰：“夫百病之生也，皆生于风寒暑湿燥火，以之化之变也”[4]。可见，人类疾病与天时六气运转密切相关。《医学入门·运气总论》强调：“医之道，运气而已矣。学者可不由此入门而求其蕴奥耶！”[5]陈莲舫亦云：“夫医之治病难，而治时病尤难”。时分温热凉寒，世人莫辨何为正气，知其常而不知其变，妄为投剂，故时病难愈。因此，陈氏主张“欲知其变，则非按察四时五运六气不可”。晚清医家雷丰[6]，著有《时病论》。陈莲舫高度评价其人其著，“学识贯夫天人，方法通乎古今”[7]，所加批注字数逾万，遂成《加批时病论》，起画龙点睛之效。

---

[1]（宋）齐仲甫著：《女科百问》上卷《第二十八问》，上海古籍书店1983年版，第36页。

[2] 参见《女科秘诀大全》，第8—9页。

[3]《女科秘诀大全》，曹序。

[4]《黄帝内经素问》卷二十二《至真要大论》，人民卫生出版社1963年版，第537—538页。

[5]（明）李梴著，田代华、金丽、何永点校：《医学入门》，天津科学技术出版社1999年版，第84页。

[6] 雷丰（1833—1888），号少逸、侣菊，字松存，福建浦城人，后迁居浙江衢州，晚清温病学家。《时病论》成书于1882年，为其代表作。

[7]（清）陈莲舫：《加批时病论》陈序，见宋咏梅主编：《陈莲舫医著大成》，中国中医药出版社2019年版，第100页。

陈莲舫从五运六气出发，探讨雷氏湿证分类的依据。如“秋分之前，湿主土令，则凡湿病皆隶焉，惟霉湿专主五月，在夏不在秋，故另列之”[1]，对“霉湿”一证独列于外，加以说明。在六大湿证（指伤湿、中湿、冒湿、湿热、寒湿、湿温）归类及其病因分析之后，陈氏批注曰：“秋分之后，燥金司令，燥湿虽不同，而并于秋，故附录之”，特地解释为何“燥湿并于秋”。一交秋令，雷氏辨证，必分秋凉、秋暑之象，后而治之，陈莲舫认为“秋分之前，湿土主令，秋分之后，燥金主气，医家不可不知”[2]。再次强调医家明辨六气随节气的变化规律，对于疾病诊疗的重要性，充分体现陈莲舫将医学经典与时病诊治紧密结合的深厚学识。陈氏临证医案中，更可觅得五运六气理论的临证实践。如诊治郑晓翁“心虚艰寐证”，陈莲舫记作“现在已属深秋，邪势当亦默化潜移”[3]，从节气角度推论邪气入藏的变化，再拟方加减。

（三）立足江南，辨析“温”“瘟”

大灾之后必有大疫，但灾荒不是导致瘟疫形成的唯一因素[4]。环境与疾病之间存在紧密联系，其中以气候和地理环境的影响为首要。陈氏世居青浦，位处江南地域，气候温暖湿润，从现代科学角度观之，该气候环境十分容易导致病微生物的滋生与繁衍。江南又以“水乡”著称，河网密布，充足的水资源为民众带来丰饶物产的同时，也为疫病的爆发与传播留下隐患。如清人袁景澜《吴郡岁华纪丽》载，“水乡夏夕多蚊蚋，聚市成雷，嚼肤龁血”[5]。袁氏并作诗调侃：

---

[1]《加批时病论》，第 173 页。

[2] 同上书，第 162 页。

[3]《陈莲舫先生医案秘钞》，第 220 页。

[4] 余新忠：《清代江南瘟疫成因论略》，见《明清人口婚姻家族史论：陈捷先教授、冯尔康教授古稀纪念论文集》，天津古籍出版社 2002 年版，第 260 页。

[5]（清）袁景澜撰，甘兰经、吴琴校点：《吴郡岁华纪丽》，江苏古籍出版社 1998 年版，第 222 页。

《夏夕憎蚊》

毒日肆燀灼，助虐蚊蚋生。

槐庭扰凉夏，白鸟逞营营。

殷雷喧暗室，夕市屯前楹。

矫捷类佽飞，螫人藉短兵。

锥刺苏秦股，矢集庞涓身。

挥扇强支撑，豹脚腾踔轻。

……[1]

诗句显现出在江南的潮热条件下，夏季蚊蝇肆虐，民众被叮咬苦不堪言之景象。而蚊蚋繁多的环境，更为疫病病原提供了传播途径。历代医家长居江南者，对于疫病多有体悟。如《时病论·温瘟不同论》，雷丰明确指出："温者，温热也；瘟者，瘟疫也；其音同而其病实属不同"[2]。温热为常气，瘟疫乃疠气，二者迥异，不可相提并论。推及温病缘由，乃因冬之寒气伏而化热，春分天暖，伏气达外所致。倘若春厥阴风木行令，风邪用事，也极易触动伏气而病风温。陈莲舫《加批时病论》进一步阐发，"温病由伏气使然，与时疫不同"；并且补充治则，"风为阳邪，初起即有汗……而即用辛凉也"[3]。

雷氏又言"惟温疫之气，秽浊之气，乃论三焦可也……除此而外，则风、寒、暑、湿、燥、火，无不尽从表入"[4]，说明温病六气为表邪，当加以区别。"咸丰八载，至同治纪元，吾衢大兵之后，继以凶年，沿门合境，尽患瘟疫"[5]，足见瘟疫多发生于兵乱灾荒时期，且具有强烈传染性。陈莲舫广览医典，反复研读

[1]（清）袁景澜撰，甘兰经、吴琴校点：《吴郡岁华纪丽》，江苏古籍出版社1998年版，第223页。

[2]（清）雷丰：《时病论》，人民卫生出版社1964年版，第136页。

[3]《加批时病论》，第110—111页。

[4]《时病论》，第137页。

[5] 同上书，第136页。

雷氏之作，精擅辨析瘟疫时病的要点及其治法，从其病案可证。壬寅（1902 年）春，瘟疫流传甚广，陈莲舫居于沪上，携门生董人鉴视证，目击灾情。“寒暖不匀，时行疠气，谓之瘟。证情相似，传染一方，谓之疫”[1]。瘟疫是在特定时期下，因感天地疠气而发，且具有传染性的疾病。又言“疫病有清浊两邪之分，目前之疫以天之戾气流行，非地之秽气蒸腾也”[2]；结合时令节气“去冬不寒而暖，无雪少雨”的“晴燥”特点，辨析沪上疫情为“热湿之疫也”[3]。陈莲舫视此病初起或先寒热，咽喉赤痛或起烂起腐，采用桑菊饮之辛凉法治疗；见“二日间即烦躁非常，满闷欲绝，神志恍惚或谵语，口颊干燥或糜痛”[4]，并用白虎汤、犀角地黄汤，辛凉而加咸寒，以清热透表。结合江南地域环境，利用五运六气理论，陈莲舫辨析、诊治时病瘟疫之精准，可见一斑。

三、从承启到薪传

对待身体羸弱或高龄患者，陈莲舫用药力求平和，不尚峻烈。如暑湿内趋证，陈氏诊治身体虚弱、邪炽正虚者，立方灵动，清阴调中，兼顾标本配伍[5]。注重脏腑调和，擅于药物配伍，也是陈莲舫处方用药的特色。如疗肝厥证，拟肝肺两调，在治肝木以柔克刚、治肺金以养济之基础上，加入甘缓之品健调脾胃。同样，对于肝病易怒者，柔肝之外，以通为补调和脾胃。曾与之共事的后辈名医丁福保评价：

至其案语之中庸、用药之渊博，于长沙以下乃至金元四家，乃至王

[1]《陈莲舫先生医案秘钞》，第 187 页。

[2] 同上书，第 188 页。

[3] 同上书，第 187 页。

[4] 同上。

[5] 同上书，第 202—204 页。

海藏、张隐庵诸大家之外，别开生面。[1]

陈氏医学世代相传，其弟陈蓉舫悬壶上海三家园（今凤阳路）。子陈山农（承濬）、陈菉猗（承渏）继祖业，皆有医名。其孙陈范吾（1898—1981，名家秋，山农之子），亦返乡行医，1926年在青浦朱家角开设骊珠印刷局，创办《骊珠报》；其改编的长篇弹词《蓬莱烈妇》《杨乃武与小白菜》，更是脍炙人口。此外，陈莲舫通过加按语、眉批等方式编撰教材，传授教学，致力中医教育，课徒300余人，遍布海内。其中，以李子牧、寿时中、韩半池等最为驰名。

李子牧（1868—1933，字滋漠，又名保常，浙江秀水人），陈莲舫入室弟子，"弱冠负笈从陈莲舫游，得师真传"，曾随师赴京为慈禧太后诊病[2]，业成悬壶嘉兴、上海等地，声名卓著。子李树滋，承父业，有医名。开门弟子徐松全（1892—1974，亦名松泉、松旋，原名福基，浙江嘉兴人），传承医术加以发扬。

寿时中（字镜澄），"天姿颖悟，行楷学董文敏，补诸生，后即饩于庠"[3]。其父寿凤来（字菊生），善治刀圭，以术鸣于乡，"命时中从名家游以广其绪，遂弃举业，亲炙青浦陈秉钧之门，三年尽得其内外科方案，悬壶上海，颇负时名，秉钧入室弟子以时中为最"[4]。遗憾的是，其父寿凤来以风疾卒后，寿时中亦以积劳中风不起，年仅四十有六。

韩半池（1856—1929，名文衡，松江娄县人），幼年贫寒辍学，勤勉至孝，随陈莲舫习医，得陈悉心传授。"学成后，返松行医，声誉日起，求出诊者多，往往至半夜方回，故有'韩半夜'之称"[5]。韩氏曾数剂治愈李平书之疑难温热病

[1]《陈莲舫先生医案秘钞》序一，第176页。

[2] 参见徐珊、徐燕立、杨季国、冯立编著：《蒋文照医学传承》，上海浦江教育出版社2013年版，第9页。

[3] 张允高、钱淦等修纂：《民国宝山县续志》卷十四《人物志·艺术》，载《中国地方志集成·上海府县志辑》第9册，上海书店出版社2010年版，第610页。

[4] 同上书，第610—611页。

[5] 车弛、龚福章主编，《松江镇志》，上海人民出版社1990年版，第630页。

症，名噪一时。次子韩凤九（1884—1964，名绮章，字杏生），继承家学，行医数十载，亦为松江名医；门徒近百人，遍及松江、青浦、金山、奉贤诸县[1]。

陈氏亦有门生江阴金兰生，承其术，据载"两家门生赖为唐仁斋，陈为金兰生，皆能继其薪传，皆能继其薪传，有声于时，平分秋色"。[2]陈氏学术传承代际有人，以浙江一支尤为突出。蒋文照（1925—2008，浙江嘉善人），师承徐松全，提倡陈氏医学"知古而不泥古""守经尤贵达变"的思想[3]，灵活应用，力求创新。如是学术流派才人辈出，薪火相传。

四、结语

作为十九代世医、儒医、名医直至国手、御医，在清末兵灾横行、政局动荡、瘟疫肆虐之时，陈莲舫承袭家业，广纳百家；推崇经典，批校医籍；按察运气，详审时病；立足江南，辨析瘟疫和温病，医术、医名独步一方。同时，利用个人名望、社会影响，陈氏参与医学会的筹创，推进医学交流与中医教育。课徒三百余，门人北至黑龙江、南到两广，学术影响跨越江南遍及海内。嫡传弟子李子牧、寿时中、韩半池、金兰生、董人鉴等，皆有建树。陈氏二十二世传人（陈莲舫徒曾孙一代），以浙江嘉兴蒋文照教授为代表，将陈氏学术进一步发扬光大。陈莲舫生性质朴，毕生勤学，恰如其《女科秘诀大全》自序所言：

> 每当公余之暇，博览群书，采取先贤之精义，匡补一己之不逮，孜孜兀兀，历有年所，至耄不倦，与及门诸弟子，探索钩稽，研求讲解。[4]

---

[1] 车弛、龚福章主编，《松江镇志》，上海人民出版社1990年版，第631页。

[2] 何时希：《近代医林轶事》，上海中医药大学出版社1997年版，第174页。

[3]《蒋文照医学传承》绪言，第3页。

[4]《女科秘诀大全》，原序。

近年，陈莲舫留世的医著、医案，陆续点校整理出版，为其学术研究奠定了基础。而作为“近代名医医著大成”之一，《陈莲舫医著大成》[1] 2019年初的出版，更将研究陈氏的水平提升到全新的高度。在深入研习陈氏医案及批注、剖析其理法方药等医学思想的同时，进一步挖掘陈莲舫与晚清政商名人如张之洞、刘坤一、袁昶、盛宣怀、李平书等的交往，也为陈氏研究乃至清末社会研究提供了另一种可能。

（主要医学内容原载《中医文献杂志》2020年第5期，
篇名“御医陈莲舫辨治江南时病瘟疫”，署名徐超琼、杨奕望）

[1] 参见宋咏梅主编：《陈莲舫医著大成》，中国中医药出版社2019年版。

医德病患篇

医家患者，相依相存。传统的医学史研究，通常以医者为核心，近年来海内外学者开始关注病患与医者的互动关系。历代医案及医话自然而然地记录患者的疾病症状、本人资料等，医者相对客观的笔墨描述，所留载的病者医疗活动乃至个人情况，对于医患关系、医疗活动等提供了有益的线索。如《张聿青医案》1139则病案中，可以探讨江苏抚军吴元炳、江南盐巡道胡云台、江苏候补知府经元善、宗师龙湛霖等江南官宦的就诊记录。

医案与医话，也能流露医家本人的处世态度和心路历程。如陆以湉的《冷庐医话》，记述古今医家事迹、医案医理、良药秘方等内容，富含浓厚的医德文化底蕴，展现陆氏对医家品行和诊治实践的更高诉求。温病大家王孟英的《潜斋医话》《王氏医案》等，也从侧面看到王氏虽一生困顿，始终谨守家风，守道轻利，内省笃行，以近人情为第一要义的高尚品德。而清代乾嘉年间的上海本地医者怀远，留世仅存一部医籍《古今医彻》，同样包含医家伦理、医学道德等诸多内容，涉及志诚之心、同理之心、能忍之心等观点。一叶知秋，通过上述江南的医案医籍，可以窥察清代医家的道德追求。

第一节　从《医彻》考察清代医家的道德追求

《医彻》，又名《古今医彻》，成书于清嘉庆十三年戊辰（1808年）。存世刻本主要有三个系统：一则清嘉庆十五年庚午（1810年）云间郑文萃堂刻本；二为清道光十年庚寅（1830年）重刻本读味斋藏板；三见《珍本医书集成》[1]。前二种刊本书名曰《医彻》，第三种则名为《古今医彻》。伴随《珍本医书集成》多次刊行[2]，收入通治类（甲）的《古今医彻》得以广泛流传，并在学界产生了一定影响。《医彻》还出版过单行本（但版本来源未予说明），即1957年上海卫生出版社的铅印本[3]，机构归并后，1958年上海科学技术出版社重印一次[4]。

一、怀远生卒小考

《医彻》著者怀远，字抱奇，云间（今属上海市）人，生平及生卒不详，大多称之“清嘉庆年间名医”。笔者查询清代史书、江苏各府县地方志，目力所及均未见到怀远（抱奇）的生平记载。《医彻》又是其惟一的存世著作，遂查找书内与之交往的亲友信息，如内弟孙大起（专幼科）、吴门周云来（擅女科）、吾友唐松声、郡中曹叔明、董臣棐先生等，这些人物依然没有线索，看来怀远和他的朋友们至少在当时并没有很高的知名度。《医彻》篇首序言两则，王序与顾序。顾

[1] 参见薛清录：《中国中医古籍总目》，上海辞书出版社2007年版，第428页。
[2] 参见裘庆元（吉生）主编：《珍本医书集成》，世界书局1936年版；上海科学技术出版社1986年版；中国中医药出版社1999年版、2012年再版；中国医药科技出版社2016年精校本；等。
[3]（清）怀抱奇：《医彻》，上海卫生出版社1957年版，第1页。下文所引《医彻》原文，皆以此版为据。
[4]（清）怀抱奇：《医彻》，上海科学技术出版社1958年版，第1页。

序署“嘉庆十三年在戊辰八月朔日同邑年家眷弟顾开雍拜手撰并书”[1]。时间“嘉庆戊辰八月朔日”与《医彻》成书年代吻合，“同邑”表明作序者同为云间、华亭人士，“年家眷”显示俩人间交往并非深厚。但问题在于，松江华亭地区名人顾开雍在嘉庆年间的身份，仍难以考定。

王序署“嘉庆戊辰季春青浦述庵王昶题”[2]，与成书时间相一致。“青浦述庵王昶”，指王昶（1725—1806年），字德甫，号述庵，江苏青浦朱家角（今属上海青浦区）人，乾隆十九年（1754年）进士，后期调入京师官至刑部右侍郎。王氏善属文、工书法、嗜金石之学，一生著作等身，与钱大昕、曹仁虎、赵文哲、王鸣盛、吴泰来、黄文莲齐名，并称“吴中七子”。王序曰：

> 予始识怀子抱奇时，方治帖括，自后天下苦兵革，生齿半疮痍，予愧出而为吏，未能苏疾苦，振穷厄，及退居乡曲，知怀子隐于医以自全，生活人无算。[3]

由此可知，青年攻读孔儒、应考科举之时，怀远、王昶已然相识，估计两人年龄差距不大，推测怀远稍年幼；此后，王昶入仕为官，怀远悬壶乡里；晚年，告老还乡的王昶，为老友医著撰写序言，也在人情之中。进一步考察著作中的时间细节，如《医彻·发疹》按语：

> 忆自己丑及壬辰、癸巳，疹症大行，无论长幼，阖境相沿，比余诊之，则咳嗽喷嚏泄泻，甚至目红鼻衄咽痛声哑，众咸作斑治……余于是时，莫不应手取效。[4]

[1]（清）怀抱奇：《医彻》，第3页。

[2] 同上书，第1页。

[3] 同上。

[4] 同上书，第42页。

著者怀远所回忆者，皆为乾隆年间疫情，己丑指乾隆三十四年（1769年），壬辰与癸巳分别指乾隆三十七年（1772年）与乾隆三十八年（1773年）。是年，怀远从事医疗救治疹证，已经具备一定经验，从内弟孙大起处研读明代名医朱惠民《痘疹传心录》之后，更如虎添翼、应手而愈。大致可知，此时怀远身处壮年。这与顾序所说怀氏“少治儒术，壮岁弃去，以家学济世几三十年”[1]，也大体相符。

结合上述两条信息（比生于1725年的王昶年幼，但差距不大，1769年已为壮年），推测怀远的生年大致在1730—1735年之间。卒年则应在1808年之后，因为嘉庆十三年（1808年）成书的《医彻》中，没有怀远重病、衰亡的任何迹象。故而，把怀远称为清代乾隆嘉庆年间的上海医家，可能更为确切。

二、清代医家的道德追求

国内学者项平[2]、包来发[3]、温建恩[4]等，曾对怀远及其《古今医彻》的学术思想、用药特色展开分析。《医彻》还蕴涵丰富的医家伦理、医学道德内容，主要在“五大病”（含心、肝、脾、肺、肾5个章节）“医箴”（含疗医、心术、品行、明理、应机、决择6个章节）两个篇章，笔者尝试以此基础，藉以考察清代医家的道德追求。

（一）志诚之心

志诚者，精诚之极也，自古以来为医家所追求向往，唐代名医孙思邈的“大

[1]（清）怀抱奇：《医彻》，第2页。
[2] 参见项平：《怀抱奇与〈古今医彻〉》，《中医杂志》1982年第10期。
[3] 参见包来发：《注重脾胃肾　扶正起沉疴——清代名医怀远用参经验》，《上海中医药杂志》1991年第10期。
[4] 参见温建恩、吴鸿洲：《怀远的〈古今医彻〉及学术思想》，《福建中医药大学学报》2014年第3期；温建恩：《清代名医怀远及其学术思想浅析》，《中医药临床杂志》2015年第1期。

医精诚”更为后世所熟知。怀远认为：

> 医学与他艺不同，毋论贵贱，为性命所倚托，非小可事也，必立心贵谨，处行欲方，见闻期博，体验惟精，庶足无愧。[1]

但是，清代仍有极少数医者，“择术不精，自恃炫耀，乘人之危，取人之财，不顾人命，惟思利己，为身计则得矣。”[2]《医彻·太阳论》举出两则鲜活的实例。

> 一医者素自矜负，秋月感寒，自以麻黄汤二剂饮之，目赤唇焦，裸体不顾，遂成坏症。
>
> 一药客感冒风寒，自谓知药，竟以麻黄五钱服之，吐血不止而毙。[3]

看似与伤寒太阳病的辨治相关，实则都是择术不精、自恃炫耀酿成的惨剧。怀远遂大声疾呼，“医之为道，所系非偶。人之寄也以死生，我之任也以阴险”。[4]他本人更身体力行，如治疗积聚这一顽证，在同邑前辈名医李士材（中梓）所立初中末三法之上，有所精进。

> 余立一法，以攻积丸累累加用，倍入人参汤监之，贫者以白术膏代之。必使元气胜乎邪气，而邪自无容留地，否则专补元气，复其健运之常，则所积者所聚者，将不攻而自走。[5]

可见，要求为医者精研医术的同时，博览群书，广泛涉猎。“所谓上穷天纪，

---

[1]（清）怀抱奇：《医彻》，第4页。
[2] 同上书，第183页。
[3] 同上。
[4] 同上书，第182页。
[5] 同上书，第85页。

下极地理，中知人事，使非有以穷之极之，而能知之哉。”[1] 怀氏远承中医经典《黄帝内经》的学术思想[2]，也反映出清代这一时期医者的道德追求。

> 夫医必自爱自重，而后可临大病而足托。盖我之学术优，而审病确，则彼之托于我者何事。而我之受于彼者何为，而敢易易出之。[3]

从而，体现出精湛医术与志诚医德的完美结合。

（二）同理之心

同理心，即站在对方的角度和位置上，理解与响应他人体验的一项综合能力。医者父母心，其作为尤甚，须站到病家位置，换位思考，设身处地为之着想。《备急千金要方·大医精诚》曰：“见彼苦恼，若己有之，深心凄怆。”[4]《医彻·疗医》表述一脉相承，“人之父母妻子，与我无异。”[5]《医彻·心术》则更多了一份担当，“医本仁术也。见人疾苦，则起悲悯，伊之属望既殷，非我救之而谁哉？”[6] 不仅是医家的责任，更多还有亲友的温暖。

> 惟心之既挚，则危亡之际，痛痒攸关，彼父母妻子所不及忧者，而我代忧之。彼患人所不及计者，而我代计之。甚至睡思梦觉，莫非设身伊地，或垂亡而拯之，或虑变而防之。谋深思远，视一病而又虞一病之起，奏一效而更觉效之难凭。攻之时即为守地，守之时复为攻谋。一片

---

[1]（清）怀抱奇:《医彻》，第 184 页。
[2] 参见《黄帝内经素问》卷二十三《著至教论》，人民卫生出版社 1963 年版，第 547 页。
[3]（清）怀抱奇:《医彻》，第 184 页。
[4]（唐）孙思邈:《备急千金要方》，人民卫生出版社 1955 年版，第 1 页。
[5]（清）怀抱奇:《医彻》，第 183 页。
[6] 同上。

婆心，无少宁息，天地可鉴，鬼神可通，而灵明生焉。[1]

怀远所记所述，为药王孙思邈“苍生大医”的理念，做出了更为完整的诠释。同时，也给医家提出了崇高的品行要求。原因在于：

医之为道，无论富贵贫贱，闺闹有疾，必藉手焉。端方者视之，纵有隐曲，必求详而始已。而患者亦直告之无惮，庶几病得其真，投治获济。故品行不可不严也。[2]

唯有品性端方、心存良善，富有同理之心者，方可言医。

（三）能忍之心

讨论同理心之后，怀远进一步阐释不忍之心与能忍之心。“夫医有不忍之心者，而后可以言仁；有不忍而能忍之心者，而后可以言明。”[3]医家与病者息息相通、感同身受，见其罹患病痛，“不忍之心”油然而生，这是中华优秀传统文化“仁”的表现。而在不忍之心的基础上，生死危亡关头，医者更须具备客观、冷静处理危重病患的智慧[4]，“能忍之心”就是这种明智、睿达的表现，怀远称之为“明”。《医彻·决择》做了更详尽的阐述：

盖仁所以处已，而明所以服物。凡病之必不可救者，而我从而救之，必有所见于中而验于昔，究之终不如我欲者，亦势之无如何也。与

[1]（清）怀抱奇：《医彻》，第183页。

[2] 同上书，第184页。

[3] 同上书，第186页。

[4] 参见温建恩、吴鸿洲：《怀远的〈古今医彻〉及学术思想》。

其无如何，宁决择之矣。[1]

这便是医家无怨无悔的抉择。此外，《医彻》“五大病”篇章，囊括心、肝、脾、肺、肾 5 个章节，在论述五脏病因病机的过程中，著者更多以此来借喻为人处世之道。以“心”为例，怀氏认为，心之病主要有四种，依次为易诚而妄、易明而昧、易忠而欺、易恕而忍。原因在于，“心之为物，存者其诚，而发者其明也。忠者其体，而恕者其用也。”[2] 其所述“诚”“明”“忠”“恕”，又与先前所说的志诚、同理心、能忍之心，紧密联系在一起。为此，怀远进一步归纳：

盖天理者，人之所以为心也。惟在摄之正之，公之平之，以之立身，以之垂后，无不由于此中，人盖可忽乎哉。[3]

三、结语

综上所述，与清代众多医学大家、名家相比，怀远只是乾嘉年间悬壶于上海本地的一位普通医者，其生卒、生平详情仍待考证。留下其医名者，仅为一部《医彻》。然而，书中探讨医学诊疗、处方用药之外，更富含医家伦理、医学道德等诸多内容，尤其“五大病”“医箴”等篇章，上承《内经》《千金方》等医学典籍，涉及志诚之心、同理之心、能忍之心等观点，仍然值得借鉴，迄今有所启示。尝鼎一脔，通过怀远其人其著，可以窥察清代医家的道德追求。同样，这些也成了江南医药文化的一个缩影。

（原载《中医药管理杂志》2019 年第 22 期）

---

[1]（清）怀抱奇:《医彻》，第 186 页。
[2] 同上书，第 179 页。
[3] 同上。

第二节　晚清江南儒医陆以湉《冷庐医话》及其传统医德文化

陆以湉（1802—1865），字薪安，亦字敬安，号定圃，清代医学家，浙江桐乡人[1]。父陆元鋐（字芗畇、冠南）秉承祖训，苦志力学，于乾隆丁酉（1777年）中举，供职勤敏，当事者器之[2]。家教严格，耳濡目染，父行子效。陆以湉十七岁独自赴杭求学，其间曾以剃头为业，兼治岐黄[3]。勤学苦练，通宵达旦。陆氏弱冠即授徒，道光壬辰（1832年）中举，三年后成进士，派往湖北武昌任知县。然其父陆元鋐忧其仕途险峻，年届不惑（1839年）陆以湉改官归浙任台州府教授，临去吟诵《改官诗》以铭心志："簪笔雍容志已虚，不如归去旧蓬庐"[4]。调任台州府教授五年后（1844年）丁忧归里，养母尽孝，兼着手整理任教经验、读书心得；道光二十九年（1849年），赴任杭州府教授。咸丰六年（1856年），陆以湉将"平昔所闻见，随笔漫录"，著《冷庐杂识》；两年后又"摭拾闻见，自达其意"，撰《冷庐医话》。咸丰十年（1860年），太平军攻占杭城，陆氏携家带眷，流离颠沛，由杭迁沪。在上海定居五载，生活困顿，幸得江苏巡抚李鸿章赏识，聘作忠义局董事资以薪水[5]。同治四年（1865年），受浙江巡抚蒋益澧（字芗泉，湖南湘乡人）聘请，赴紫阳书院任讲席，从游者益众，及门不下三百人[6]。半年后，陆氏以心疾卒，享年六十四岁。

---

[1] 参见李经纬：《中医人物词典》，上海辞书出版社1988年版，第304页。

[2] 参见（清）严辰等纂修：《桐乡县志》卷十五《人物下》宦绩，成文出版社1970年版，第519页。

[3] 参见（清）陆以湉著，张向群校注：《冷庐医话》，中国中医药出版社1996年版，第181页。

[4]（清）陆以湉撰，冬青校点：《冷庐杂识》，上海古籍出版社2012年版，第259页。

[5] 参见张抙之、沈起炜、刘德重主编：《中国历代人名大辞典》，上海古籍出版社1999年版，第1316页。

[6] 参见卢学溥修，朱辛彝、张惟骧等纂：《乌青镇志》卷二十九《人物下》，载《中国地方志集成·乡镇志专辑》第23册，上海书店出版社1992年版，第717页。

一、《冷庐医话》的成书背景

《冷庐医话》五卷，初刻于咸丰八年（1858年）。全书内容丰富，涉及先秦至清代著作近百种，经史子集，旁征博引；涵盖医家著作、医理医事、诊法方药、各科论治等各领域知识；包含医论、医案、典故等形式，体裁多样，言之有物。各篇章引经据典，言简意赅，陆以湉阐发评论、叙述义理，多结合历代医家具体事迹，启迪后学，发人深省。得益于陆氏自幼熟读儒家经典、研习四书五经，积累深厚的诗文掌故，还与他任教行医期间对社会时弊或奇闻轶事之独到见解有着紧密关系。

优秀的作品不仅凝聚着作者的性情禀赋、独特个性、学识修养，更显示着时代、民族、地域等因素的渗透，所谓"文变染乎世情，兴废系乎时序"[1]。《冷庐医话》撰于咸丰年间，一方面，晚清政府强化中央集权，医事制度法令更为严苛；另一方面，明清江南经济发展繁盛，导致部分医家重利忘义、追名逐利的低俗行医价值观。此外，西洋医学的传入，也不断冲击着传统中医药。坚船利炮打开晚清国门，西方列强通过开医院、办医校等手段，使近现代医学理念在我国广泛传播。这些因素交相作用，潜移默化影响清代医者著书立说的思想表达。《冷庐医话》也不例外，书中前两卷，对古代医案中医家的职业操守和临床实践的认识，开始向人文关怀、变易思维等领域拓展。

二、《冷庐医话》的医德文化

医话作品是医家记录心得的形式之一，也是后世评价前人医德的重要途径。《冷庐医话》篇章多由引述医著、医案构成，并掺杂了陆氏对各家医事、医理之

---

[1]（南朝梁）刘勰著，王运熙、周锋译注：《文心雕龙译注》，上海古籍出版社2010年版，第218页。

崇论闳议。涉及医德文化者亦可从字里行间觅得，当代国学专家、中医文化学家张其成教授将中医药文化核心价值凝练为“仁、和、精、诚”四个字[1]，而《冷庐医话》无疑为之提供了良好佐证。

（一）施恩布德，仁心仁术

仁偏重于内在。《说文》释“仁”曰：“亲也，从人从二”，或“从千心”，或“从尸”，表明该字与人本体情感相关。“仁”在前孔子时代，非单指道德意义[2]。《诗经》最早提“仁”，“洵美且仁”以赞貌俊。《尚书·金縢》则有“予仁若考”，今人解之，终未尽善，然其“即貌言仁”之义已被认可[3]。至儒家思想盛行时期，仁之内观性，仁之德性，入仁以德的特性方得凸显，如“仁，人心”(《孟子》)，表“仁”在内，显于心也；“成己，仁也”(《中庸》)，“爱人能仁”(《国语》）明“仁”之用及何以成“仁”。而《论语》“仁”者“爱人”，更加肯定了人类群己间爱的情感[4]。

医者治病救人，称为“仁术”，而仁术依托于仁心。医家心怀慈悲、恻隐之心，同情疾患痛苦，甚至对拮据患者不取诊金。《冷庐医话·今人篇》载，钮松泉“精外科术，贫者求治不取钱，且赠以药，制药不惜重值，拯治危症甚多”[5]。《冷庐医话·医范篇》提到，良医不以贫富差别诊疗，如金辂“精保婴术，终身不计财利，不避寒暑，不先富后贫”[6]，孙夔和“志切救世，专精岐黄，就医者不

[1] 参见张其成：《中医药文化核心价值“仁、和、精、诚”四字的内涵》，《中医杂志》2018年第22期；张其成：《论中医药文化核心价值“仁和精诚”的凝练》，《中国医学伦理学》2018年第10期。

[2] 参见洪晓丽：《从古“仁”字到孔子的“仁学”——“仁”的原始与变迁及其道德性的构建》，《道德与文明》2013年第3期。

[3] 参见石超：《“仁”之古义：勇壮强力有威仪》，《学术交流》2016年第10期。

[4] 参见洪晓丽：《儒家视阈内群己关系之考察——以“仁”为中心的展开》，《道德与文明》2018年第5期。

[5]（清）陆以湉：《冷庐医话》，第47页。

[6] 同上书，第5页。

论贫富”[1]。然而，亦有医家违背普同一等原则。如康熙朝人钱经纶，治病必视其贫富，贫者常谢不受，富人厚币远来而却之，何以为之？其言“若币重，不难致他医”[2]，将有限的医疗资源留给孤穷疾病等最需要者。虽言求治者平等，尤可变通，若依此法扩广被诊治群体，可谓仁心善举。

医者之仁，还体现在良方传世以治疾救人。陆氏坦言，“吾人不能遍拯斯民疾苦，宜广传良方，庶几稍尽利济之心”[3]。而对医者私藏秘方以图利的行为，甚为厌恶。鉴于此，陆以湉整理诸家医案时，常将奇特疗效的方药、灸法等记录在内，如录解蚰蜒入耳虫毒之禁方以备用[4]，摘元人所辑无名氏治毒蛇咬之佳方[5]，抄《医赘》[6]绝胜之单方以广其传[7]。究此法之缘由，皆在于忧千金不易圣方之失传，恐患恶疾者受病害之煎熬，仁心为之至此。

（二）允执其中，和合共生

和是指相对相反两方面事物的调和，达到稳态平衡的境地。从本质上分析，“中”和“和”各指两方面[8]。“中”在事物本体属静态层面，“和”则上升至调动内在关系的动态维度。孔孟谈哲学，论中为天下之本，和以达道，这在中医药文化里得到充分体现。

从天人关系来看，人的起居活动与昼夜星辰升降规律相适宜，谓之“天人相和”。陆以湉引程林《医暇卮言》论夜卧一则，“夜卧能使气降，昼卧能使气

[1]（清）陆以湉:《冷庐医话》，第47页。
[2] 同上书，第73页。
[3] 同上书，第10页。
[4] 同上书，第56页。
[5] 同上书，第62页。
[6]《医赘》指《瘦吟医赘》，二卷，清道光己亥（1839年）成书。作者薛福，号瘦吟，江苏吴县人。
[7]（清）陆以湉:《冷庐医话》，第66页。
[8] 参见余琳:《西周“礼文”建构与“中和”审美形态发生》，《华南师范大学学报（社会科学版）》2018年第5期。

升”[1]，故劳极之人夜卧一宵可觉眼目清澈，昼倦之人晨寝初醒反觉目赤。陆氏进一步阐释，昼当与阳俱开，夜当与阴俱闭，夙兴夜寐，颐养天年。视人本身为一整体，做到心神合一、形神相和，不为外界所扰，是为养生健体之关键。《冷庐医话·慎疾篇》载，海盐寺僧能疗劳伤虚损吐血干劳之症，十愈八九，“惟善于起居得宜，饮食消（消）息”[2]。说明保持心境平和、适当饮食，对恢复健康具有积极作用。反之，若不顾体质虚实寒热，妄用补药，打破人体阴阳平衡，则祸害无穷。陆氏反复强调这一原则，《冷庐医话·慎药篇》故曰：“药以养生，亦以伤生，服食者最宜慎之”[3]。

倘若将“和”的理念置于人与人相处交往的社会关系中，不外乎医者和患者以及医者之间的和谐关系。对待患者，当卑以自牧，不矜不伐，反之极易产生医患矛盾。《冷庐医话·慎药篇》记载一医家曹某以傲自居，为贫者延请每不至，故受仆之绐而误判翁之未嫁女为喜脉，后遭仆殴、剃髯、粉笔涂面之辱[4]。此外，《冷庐医话·求医篇》从患者角度，提出求医治病者对医家的四大要则，择人必严、说症必详、察药必慎、录方必勤心[5]。在此基础上，对医家治疗水平采取充分信任态度，即便服汤药数剂不能立竿见影，痼疾宿疾无法速愈者，亦能耐久缓图[6]。对待同道，宜温和礼待，取长补短。因此，各医学流派切磋交往，应讲究求同存异，和合共处，向着治愈患者的终极目标努力。

（三）通古博今，精益求精

精是医术要求，体现在学医、行医、研医三个阶段。学医过程中，医者首先

---

［1］（清）陆以湉:《冷庐医话》，第 82 页。

［2］同上书，第 12 页。

［3］同上书，第 18 页。

［4］同上书，第 8 页。

［5］同上书，第 26 页。

［6］同上书，第 36 页。

众览群书、博闻强记。陆以湉在整理历代医籍时，见《疡医大全》搜罗浩富而不见虏疮，闻《松峰说疫》记载详备而不及肉行[1]，发习医者当博览群书之概。医者学识广博，可救患于水火之中。如名医程某通过衣物的洗涤诊治瘙痒症[2]；徐灵胎参用危亦林《得效方》，治幼儿身无全肤症[3]。更有习医者，博识多闻，对症下药，则速而效佳。《冷庐医话·用药篇》载，张景岳用物性相忌之理治小儿吞铁[4]，盖以其博学多识所致也。反之，不谙方书，不究医理，则极易误事加剧病情。《冷庐医话·医鉴篇》提到"吴郡某医以麻黄汤误治热病无汗之症"[5]，借以强调善师古法者，亦不可泥古而不知其变。可见，后世学医者博及医源，研习古法，深究其旨，精心审择，因事变法，此患者之福也。

行医之时，须时刻保持精益求精、从容审慎的态度，切勿因立方疏忽或行针大意，酿致医疗事故。《冷庐医话·医鉴篇》记杭州某医治热病，误将犀角七分作七钱，一字之差，患者丧生[6]；又有走方医人治某哮病，以针贯胸，伤其心，立时殒命[7]。辨证论治，四诊合参，此谓行医之本，亦可知其善医与否，且医者尤重未诊先问。如秀水钱经纶撰《问法要略》云，临症者当"问男女老幼贵贱，得病何日，受病何从，饮食便利，情怀劳逸……"[8]。陆以湉认为其语约而意详，胜于张景岳之十问，可为后学效法。陆氏更补充诊病切脉需详审脉象虚实，立方用药当辨药味审体质之所宜。唯修此细事，医者方能琢磨医道，使术益精。

---

[1] 肉行：天行时疫的一种，因人血枯，而感天时不正之气；病者头痛发热，恶心口渴，神昏欲寐，四肢不举，其肉推之则一堆，平之则如故。参见（清）魏之琇:《续名医类案》卷二十二《奇疾》，人民卫生出版社 1957 年版，第 562 页。

[2]（清）陆以湉:《冷庐医话》，第 5 页。

[3] 同上书，第 37 页。

[4] 同上书，第 39 页。

[5] 同上书，第 6 页。

[6] 同上书，第 10 页。

[7] 同上书，第 11 页。

[8] 同上书，第 74 页。

精之体现，更在于医家精深妙悟的思维方式。以意象思维认知人体活动是中医哲学独特的思维特征[1]。中医治病时，善用意象思维，将人体脏腑取象于阴阳五行，利用生克乘侮分析脏腑病理关系。《冷庐医话·今人篇》载，名医沈炳荣熟精此理，以“六味地黄丸加犀角一钱”，交通心肾而熄心火，二剂痊愈丧夫而患癫疾之妇[2]。而病不可解时，临证者应有变易思维。《冷庐医话·今人篇》论及医家赵芸阁治淋症患者，辨病机为败精留塞隧道；治膝下冷肿患者，辨病机为阳虚，此皆非同道所言南方湿病致之[3]。若非其有变通之心，岂能治之？

（四）心虔志诚，抱诚守真

诚是仁的外在表现和体验，是人内心情感表达的延伸。“诚，信也；从言，成声”，故“诚”有言而有信，心口如一等意。《孟子》曰：“诚者，天之道也；思诚者，人之道也”。说明“诚”是人立于天地间，与人相交的基本原则，则为医者更当反躬自省。

对待患者，医者应心怀至诚、真诚恳切，站在对方立场，给予最大关怀。《冷庐医话·用药篇》载，马元仪在诊治中，为打消吴地病家对重药麻黄的顾虑，预先将麻黄浸豆，然后在方中写为大黄豆卷[4]。针对患者病情，常规本该诚实相告，但在特殊情况则当灵活处置，谨言慎行，适当隐瞒。《冷庐医话·医鉴篇》一则，都督某未婚之女与人私，医生胡某诊得孕脉诚以告，都督刀剖女腹验之，酿成惨剧[5]。医者治病用药当实事求是，不以新奇之药以炫其博，不应过度诊疗欺世惑众。陆氏对于医者每诊富人之疾必入贵重之品的欺诈行为十分鄙夷，劝告世

---

[1] 参见郭刚：《意象思维：中医哲学的原创思维意蕴——兼论其对中国哲学的贡献》，《自然辩证法通讯》2014年第1期。

[2]（清）陆以湉：《冷庐医话》，第54页。

[3] 同上。

[4] 同上书，第35页。

[5] 同上书，第7页。

人勿为欺世图利之所谓秘技所惑[1]。患者病痛所扰，寻医就诊多企盼得到特别关注。为此，陆氏提议为名医者，每日接诊宜限以定数，逾数则令就他医[2]。可以让医家有更多时间精力与来者交流，患者也更能体悟到医者真诚之心。陆氏还苦心劝诫，身体一旦不适要引起重视、及时治疗以免病情恶化。《冷庐医话·慎疾篇》提到，某子偶患身热咳嗽，父母不以为意，生活无忌，变症毕现，服药不效而卒[3]。此为小病不即调治之恶果。

医者之诚还表现在求真，唯有虚心求学且懂得自律者方能做到。《冷庐医话·今人篇》载，陈载庵承父亲梅峰先生医术高超，且广搜书籍、研究忘倦，后治其子喉痛数日、遍身发疱如剥皮状之危候，幸曾见《吴医汇讲》载其病曰虏疱及治法，其子死中得活[4]。《大学》曰："诚于中，形于外，故君子必慎其独也"。可见，"慎独"即在无人监督的环境中也能严于律己，务实求真，提高自身道德修养和技能水平，亦是追求"诚"的体现之一[5]。《冷庐医话·古书篇》提到，殷仲春医术高超，从不阿权膴仕，著有《医藏目录》，专心研讨方药，陆氏赞之"是殆精于医而不以医名者"[6]。医者著书立说，绝非夸耀卖弄自身行医水平，目的在于总结临床经验，和同道交流探讨治病思路，或者记录医案为后世治疗疑难杂病提供参考。

三、结语

医话是记录医家读书札记、研究心得、史料考证、见闻掌故等内容的笔记或

[1]（清）陆以湉：《冷庐医话》，第10页。
[2] 同上书，第4页。
[3] 同上书，第12页。
[4] 同上书，第54页。
[5] 参见杨辉：《儒家的"修身"论及其内生现代性转化》，《河南师范大学学报（哲学社会科学版）》2017年第2期。
[6]（清）陆以湉：《冷庐医话》，第62页。

短文，对后学读书悟道、治病救人、修身养性等均有重要价值，体现出中医药文化内涵丰富、底蕴深厚的特征[1]。陆以湉一生业儒治学、行医济世，又垂教后人、桃李遍布，被誉为“炳烛之光，至老不倦”[2]。《冷庐医话》集陆氏博古通今之读书所感，流离转徙之世事所闻，悬壶治病之医理所悟，篇幅短小精悍，言语简明扼要。该书旁搜远绍，义理深切，或评得失，或论利弊，后世评价“古今医话类著作中不可多得的珍品”[3]。陆以湉所述古今医家事迹、医案医理、良药秘方等内容，富含浓厚的医德文化底蕴，展现其对医家品行和诊治实践的更高诉求。为此，当下医者知往鉴今、择善而从，一则可以培养医德仁爱思想，学习和谐相处之道，树立真诚服务态度；二则能继承先贤秘方良术，提高临床诊疗水平，缓解患者疾病困扰，从而改善社会医患关系，形成良好医德风尚。

（原载《中医文献杂志》2019 年第 3 期，署名徐超琼、杨奕望）

[1] 参见孙悦、王河宝、方华珍等：《从中医文化视角探讨医案医话中的真善美》，《中国中医基础医学杂志》，2018 年第 9 期。

[2] 杜晓明、朱建平、朱定华：《清代医家陆以湉传略与年谱简编》，《中医杂志》2011 年第 19 期。

[3]（清）陆以湉原著，晏婷婷、沈健校注：《冷庐医话》，载周仲英、于文明主编：《中医古籍珍本集成》医案医话医论卷，湖南科学技术出版社 2014 年版，导读第 5 页。

第三节　惠眼人情识　灵心物理通：清代温病大家王孟英的医学历程

王孟英（1808—1863[1]），名士雄，祖籍浙江海宁，曾祖王学权（1728—1810，字秉衡）时，携家迁居钱塘（今浙江杭州）。王孟英幼年生长于钱塘，少年曾赴金华谋生，中年避太平天国战乱，回归旧籍海宁，晚年赴沪继续悬壶。一生辗转于杭、婺、嘉、申等处，为生计漂泊于江南各地，自称“随息居士”。王氏生活在嘉庆、道光、咸丰、同治年间，时值清廷后期，国家内忧外患，江南本是人口稠密的富庶之地，也因灾馑、战争而瘟疫频发。成书于咸丰二年（1852年）的《温热经纬》，为王氏代表作，总结防治瘟疫、温病的临床经验，并阐发新见，是我国温病学说的重要著述。由于在温病学说形成中的卓绝贡献，王孟英被后世列入“温病四大家”。故王氏一直备受学界关注，相关研究主要集中在其学术经验与人物传略两个方面，生平、家世、成就及评价，尤其关于王孟英成才原因和条件，均有所涉及[2]。笔者尝试考察王氏撰写或评点的各类著作，追溯王孟英的坎坷一生却又成就一代名医的历程，探析其优秀品质以及内化过程，用以启迪今人。

[1] 王孟英卒年曾有1866、1867、1868年等不同说法，《管庭芬日记》（中华书局2013年）出版后，日记载王氏卒于1863年，享年55岁，较为可信。详情可参见王羣、王光磊：《王孟英卒年考》，《浙江中医杂志》2015年第12期。

[2] 参见孙敬辉、王承龙：《读〈重庆堂随笔〉探王孟英家学之源》，《环球中医药》2017年第1期；李永宸：《孕育名医的文化内涵探讨——以王孟英为中心的考察》，《第二十三次全国医古文研究学术交流会论文集》，2014年，广西南宁，第125—129页；胡玲、武文筠、焦振廉：《清代医家王孟英生平及医学贡献》，《山西中医学院学报》2009年第4期；张之文：《清代温病学家王士雄成材初探》，《成都中医学院学报》1990年第4期；陈梦赉：《王孟英传略及其著作》，《浙江中医学院学报》1983年第2期；等。

一、学以记之

王孟英一生勤于著述，据《中国中医古籍总目》载，共计31种[1]。其中略作分类，属王氏本人心得之作，如《温热经纬》《霍乱论》《归砚录》等；属辑录、选注先贤医书者，如《重庆堂随笔》《洄溪医案》等；更有友人整理的王氏治验，如《回春录》《仁术志》等。现代名医曹炳章（1878—1956，字赤电）赞叹《王氏医案》，"审病辨证，能探虚实，察浅深，权缓急，每多创辟之处"[2]。

医案的不断翻刻，也得益众多好友襄助。首当其冲者杨素园（名照藜），历任江西宜黄、临川等县令，博览群书，亦通岐黄。杨氏敬佩孟英医术，二人交往频繁，合编评点并付梓于江西，促进了《王氏医案》的广泛流传。此外，对王氏《温热经纬》《潜斋简效方》《随息居重订霍乱论》等多部医籍进行梳理、评注，评语常含杨氏个人心得，对孟英也多有启发。知交张柳吟（名鸿）不仅手辑《王氏医案续编》（原名《仁术志》），且参与鉴定《霍乱论》《慎疾刍言》等，在王氏学术传播中至关重要。周鑅（字光远）原为婺州盐务主政，青年王孟英在其幕下任职、深得器重，因而得暇攻读、著述，医乃大进；后治愈周氏"阳气欲脱"重证，两人成为终身挚友[3]。此外，又如汪曰桢（字仲雍）、陈坤（字载安）、吕慎庵（字大纲）、赵梦龄（字锡九）等好友，对王氏医学的形成和流传起到重要作用[4]。这些也与孟英高超医术、朗澈性情也密不可分。《归砚录》系王氏回归旧籍海宁后所编，弁言云：

即携一砚以泛于江、浮于海，荏苒三十馀年，仅载一砚以归籍，人

[1] 参见薛清录主编：《中国中医古籍总目》，上海辞书出版社2007年版，第1237页。

[2] 曹炳章：《重刊王氏医案三编序》，载盛增秀主编：《王孟英医学全书》，中国中医药出版社1999年版，第359页。

[3] 参见蒋士英：《王孟英的一生及其学术医疗成就》，《浙江中医学院学报》1987年第1期。

[4] 参见王翠翠、杨东方、杨兴亮：《王孟英医学著作的襄助者考论》，《中医学报》2019年第7期。

皆患之，而余载砚时游，亦足以行吾之痴，而乐吾馀年，他非所知也。游时偶有所录，渐积成卷，题曰《归砚》。[1]

王孟英漂泊多年，中年回归故里，囊内空空，身无余财，乃租屋而居，乡人多有担忧。而他们不知的是，孟英乐在其中，游历乃为增长见识，多闻博智；潜心钻研，不以名利，是为痴人，因而别号"半痴山人"。无论身处何地，将所学所识记录下来，成为王孟英医学生涯的习惯。甚至晚年避乱中仍笔耕不辍，撰《乘桴医影》，序言曰：

五月初三日抵沪。此地曾遭兵燹，不但沧海渐变桑田，中原宛如外国。二十年来，开辟日甚，商舶鳞集，而江浙之幸免于难者，率避于此……居数日，乞诊者纷纷，聊记一二，用质宗工，题曰"医影"。[2]

太平军战乱后，杭州、嘉兴、梅泾等地继遭焚掠，孟英受友人陈半樵和宗侄王绍武相邀，来沪避难，暂寓周采山兄弟商肆内，求诊者纷至沓来，此等环境之下，王孟英仍载录诊治病案并汇集一册，以求同道间切磋。纵览王氏多年行医经历，学以记之是其鲜明特色。无论身处太平安逸的杭垣之地，抑或流离避乱的申江市廛，他在悬壶时详细记录诊疗得失，总结点滴临床经验，使学术得以不断升华。

这种治学方法在王氏年少学医之初，就逐步培养起来。孟英年十四时，父王升（1773—1821，字大昌）去世，全家七口皆赖母氏支持，其母舅俞桂庭（名世贵）予以尽心照顾。俞氏对孟英影响颇深，书室名"潜斋"，即母舅所赠，特意嘱咐他潜心学问，不必以内顾为忧，并承担王氏家务事，更谆谆教诲"凡病治

[1]（清）王孟英著，方春阳、楼羽刚点校：《归砚录》弁言，中医古籍出版社 1987 年版，第 2 页。
[2]（清）王孟英著：《乘桴医影》序，载盛增秀主编：《王孟英医学全书》，中国中医药出版社 1999 年版，第 467—468 页。

愈，须存底稿”[1]，孟英遵而行之。后杨素园删定、刊行《王氏医案》之时，俞氏已卒，孟英遗憾不已：“将何以慰曩时之属望耶？”[2]

道光戊戌年（1838年），江浙霍乱流行，孟英适刊《霍乱论》，时年三十一岁，医名已著。同治元年（1862年）王氏避乱沪上，又逢上海霍乱大流行，经孟英精心治疗，全活甚众，决心重新修订《霍乱论》，更名为《随息居重订霍乱论》。书中第四卷“医案篇”即王氏行医记录，诊疗记述甚详，治愈者不在少数。霍乱病情变化迅速，症型多样，属急症、重症，要求医者艺业精湛且谨慎果敢；而无征不信，有法可师，为求质于同道，故孟英详述脉案，不嫌琐陋[3]。

二、学而思之

除了个人著述外，王氏作品中所占比例较高的一类，乃辑录、评注先贤医籍。王孟英的按语，常常可见“未免惑于世俗之论，尤可陋矣”[4]，“不问何证，喜服补剂，至死不悟，可叹也”[5]，等等。如此振聋发聩之语，直抒胸臆酣畅淋漓，不被世俗所惑的独立思考更令人折服。以《重庆堂随笔》为例，“论看法篇”载录王氏本人一段经历：浦上林先生世代业医，孟英父病温，诸医皆用陶华《伤寒六书》方法治疗，屡服不应，病情日重。年轻的上林先生被荐前来医治，诊毕说：温证也，以为伤寒多服温燥之药而耽误病情！所幸大便通畅，热邪尚有出路，不然早成灰烬，哪来得及救治？遂煎其药，如法灌之，一周后病即有起色，因以渐愈。是时，孟英年仅十二岁，聆听上林先生言论而心中赞同。两年后，父

[1]（清）史典著，（清）王孟英校订：《校订愿体医话良方》序，载盛增秀主编：《王孟英医学全书》，中国中医药出版社1999年版，第847页。

[2] 同上。

[3] 参见（清）王孟英纂、陈明见点校：《随息居重订霍乱论》，人民卫生出版社1993年版，第67页。

[4]（清）俞震辑，（清）王孟英选：《古今医案按选》，载盛增秀主编：《王孟英医学全书》，中国中医药出版社1999年版，第745页。

[5] 同上书，第758页。

亲去世，王孟英为谋生计而远游，听闻上林先生因善用寒凉疗疾而屡遭非议，众口铄金，转而自称师事张景岳[1]之温补法。孟英为上林先生深感怅然，评论“枉道徇人，惜哉！”[2]面对世俗传统，学术上的坚守，不为所动，不人云亦云，艰难如此，必求独立而审慎的思考，故王孟英尝说：“实不敢以己所未信者欺人也”[3]。这种审慎、独立的品格，与家庭耳濡目染息息相关。

曾祖王学权，精于医道，治家严肃，深自韬晦，著《医学随笔》二卷[4]。是书经过孟英祖王国祥（1748—1812，字永嘉）、父王升的注、校，至孟英而刊刻，定名《重庆堂随笔》。这部著作可以说凝结王氏四代的心血，字里行间透漏出王氏家族学医行医过程中勤思考、重实践的门风。书中摘录明末西方耶稣会士所撰《人身说概》《人身图说》的人体解剖内容，但也指出人与动物皆因气以成形，所以有形之死质可睹，无形之功不可睹。对外来医学知识，信其可信，阙其可疑，所谓“皮里春秋读法”。治学态度严谨，既接受外来医学补足以往所未关注的内容，又对新知识抱有一定的存疑；全盘接受与断然否定之间，皆以实践为准则。故医史学家范行准先生认为，王氏对明末西来医学的态度，非接纳，亦非抵拒，而是折衷[5]。王升虽然对人死而解剖的行为不忍见，但对西方解剖知识称赞不已，书中对于脏腑真相之精确，虽饮上池之水也所不及，况且我国关于脏腑的解剖图失传已久，因而乐见西方之书。

至孟英一代，对于西说之折衷，一如其曾祖，且青胜于兰，见识已然超越。王孟英解释《人身说概》内容颇为详尽，引据《黄帝内经》《洗冤录》《医宗金鉴》

[1] 张景岳（1563—1640），名介宾，明末会稽（今浙江绍兴）人，杰出医学家，中医温补学派代表人物。

[2]（清）王学权著，施仁潮、蔡定芳点注，《重庆堂随笔》，江苏科学技术出版社1986年版，第132页。

[3]（清）沈尧封辑，（清）王孟英参：《女科辑要按》，载盛增秀主编：《王孟英医学全书》，中国中医药出版社1999年版，第700页。

[4] 参见林功铮：《王士雄家世考证》，《中华医史杂志》1986年第2期。

[5] 范行准著、牛亚华校注：《明季西洋传入之医学》，上海人民出版社2012年版，第230—233页。

《医林改错》等诸书的解剖知识，并略以《全体新论》[1]为小注。孟英提出《洗冤录》有“羞秘骨”一说，而西人未曾言儿，不知何故？对王氏而言，探求知识来源不是关键，重要的是可否化为己用，这需要对于中西医学内容进行全面整理、接纳与思考，才能得心应手地运用，可见其对于中西医汇通之本意。知己杨素园感叹：“君可谓读书得间，不受古人之欺者矣”[2]。评论委实精妙，读书需独立思考，持有己见，善于质疑，而“此等卓识，皆从阅历而来”[3]。王孟英认为，独立想法需要有夯实基础，不断积累从而增长见识。可见，博览群书、勤于思考是其治学的基本方法。

“凡用药之道，不论何病，皆当求其所以然之故而用之”[4]。学医知其然，更知其所以然，如此方可有思考有判断，不至闹出冰糖可治小儿疟疾之妄言，而贻人笑柄。如徐宗可《金匮注》云：小儿未纳谷食者，以冰糖煎浓汤饮之极效。世人不察，遂以冰糖为止疟之药。王孟英分析原委，“盖未纳谷食之儿，中虚可知，一味冰糖，即建中之意，又不苦口，胜于强灌苦汤而伤其脾胃也”[5]。世人误以冰糖可治疟，且不考虑患儿脾胃状况，一概冰糖为引，若患者本就痰湿暑热邪盛，服之则病情更甚。王氏曰：“故医者用方，必先辨明证因也”[6]。医者用药处方，需理顺因果关系，即便习以为常者，仍需质疑自问，经过悉心琢磨加以内化。上述笑话恰如“书生纸上谈兵，好发想当然之议论”[7]。

王孟英切行学而思之的治学法，更可见于其代表作。《温热经纬》向为学界所重，可谓温病学集大成之作。引经据典外，其中注释王孟英择昔贤之善者而从，

[1]《全体新论》为英国传教士合信（Benjamin Hobson，1816—1873）与国人陈修堂合译，于1851年上海墨海书馆刊印的解剖生理学著作。

[2]（清）沈尧封辑，（清）王孟英参：《女科辑要按》，第700页。

[3] 同上书，第712页。

[4]（清）俞震辑，（清）王孟英选：《古今医案按选》，第760页。

[5] 同上书，第747页。

[6] 同上。

[7]（清）王孟英纂、陈明见点校：《随息居重订霍乱论》，第46页。

附以己见，亦多发明[1]。王氏所做的温病理论之整理集成，并非只是相关内容简单的汇集[2]，而是个人慎重思辨后的选择，更是王孟英的严谨治学与独立思考的体现。

三、近人情之谓真学问

王氏著述所记字号、斋室名称甚多，常随生活境遇而变换。咸丰十一年（1861年），太平军与清军鏖战浙江，孟英斋无处潜、砚不能归，颠沛流离，随处以息。居室名从“潜斋”“归砚”变成“随息居”，字号则从“半痴”到“梦隐”“华胥小影”等[3]。华胥，语出《列子》，谓安乐和平之境，亦称华胥之梦；小影，则指隐居。这是一种对和平安宁社会的梦求[4]。身逢乱世，王孟英仍对未来怀有期寄，《随息居饮食谱》因而得撰，前序曰：

> 茫茫浩劫，呼吁无门……寓广川之不窥园，无事可为，无路可走，悠悠长夜，枵腹无聊。丐得枯道人秃笔一枝，画饼思梅，纂成此稿，题曰：《饮食谱》。[5]

民以食为天，正所谓卫国、卫生，理无二致。画饼充饥，望梅止渴，王氏仍不堕医学之志，医民医国，惟以著书，寄托至深，寓意最广。书中将330余种药用饮食分为水饮、穀食、调和、蔬菜等七门，各述其性味、功用，并附录验方，

[1] 参见陈梦赉：《王孟英传略及其著作》。
[2] 参见张志斌：《王士雄〈温热经纬〉的文献学研究》，《浙江中医杂志》2008年第5期。
[3] 李永宸：《近代社会历史文化视野下的王士雄字号别称室名解读》，《中华中医药学会医古文分会成立30周年暨第二十次学术交流会论文集》，2011年，四川成都，第29—33页。
[4] 张之文：《王士雄先生字号及书斋室名考》，《陕西中医学院学报》1987年第4期。
[5]（清）王士雄撰，聂伯纯、何玉秀、张志杰点校：《随息居饮食谱》前序，人民卫生出版社1987年版，第1页。

是较系统的食疗专著。王孟英生活在社会下层，深知民众疾苦，若以食代药，处处皆有，人人可服。王氏自书楹联，以明心志：“近人情之谓真学问，知书味即是活神仙”[1]。同邑周开第（字少谦）亦言：“先生论事论学总以近人情为第一义，故能尽人之性以近物之性如此也”[2]。

近人情是一种生活境界，“惠眼人情识，灵心物理通”[3]，可谓王孟英的人生写照。出身医学世家，家学渊源，医术传承，但少年丧父，家庭剧变，成长业医成就一代宗师；既因天资聪颖，学习有方，也多得亲友提携、扶助。母亲俞氏在其成长中不容忽视，孟英未冠以前读《景岳全书》而喜爱，遇到病证也效仿其治法，母亲闻而痛戒曰：

> 信道不笃，见异思迁，汝将为杀人之事乎！……顾名思义，则纯虚之证，殊罕见也，汝何懵乎？[4]

犹如醍醐灌顶，孟英恍然大悟，渐有定见，三十年后医术之所以大进，与慈母启迪密不可分。王氏医籍中多次提及母亲俞氏，“善体人情，事上抚下，无不欣感，烹饪汤药，靡不周至”[5]。言传身教中，孟英更养成正直豁达、肠热胆坚的品格。对病人一片热诚，遇疑难病证，谆谆劝谏，详析病情，胸怀坦荡，不毁谤前医[6]。对友人重信守诺，德行出众，与之交善者甚广。礼者，“非从天降也，非从地出也，人情而已矣”(《礼记·问丧》)。传统社会中，礼是一种规范，守礼既意味着顾全家庭之情，也意味着承担社会责任[7]。孟英之守道轻利即如是！

[1]（清）王士雄撰，聂伯纯、何玉秀、张志杰点校：《随息居饮食谱》饮食谱题辞，第4页。
[2] 同上书，第9页。
[3] 同上。
[4]（清）王学权著，施仁潮、蔡定芳点注，《重庆堂随笔》，第34—35页。
[5] 同上书，第34页。
[6] 参见张蕾：《仁心古谊继忠州——论王孟英医德》，《中医药文化》2019年第2期。
[7] 张辉：《天下之重还是人情之安？——从“大礼仪”之争看礼的困境》，《江南大学学报（人文社会科学版）》2016年第5期。

四、结语

王孟英能成为清代的杰出医学家，有特殊的历史条件，是时江南地区瘟疫、热病流行，而诸医仍沿守景岳旧法，以温补法疗热病，无异于抱薪救火。王氏《霍乱论》《温热经纬》的问世，众人如久旱逢甘霖，效之如桴鼓，其医名遂大显，被推为祭酒，并被后世尊为“温病大家”。二书集众家所长，更推陈出新，以切身验案提供参考，如此皆是因王氏读书善思，日积月累，由阅历而来。是以医者成材各有特色，持之以恒，逐步形成风格。王孟英出身医学世家，家学渊源，熏陶成趣，奠定坚实基础；失怙后多赖亲友扶助，才心无旁骛，潜心攻读，医道渐有定见。以医为业，学识过人，肠热胆坚，世人皆欲与之善。他虽困顿一生，然交友众多，医名日盛。故而，至今行医者仍当推己及人，守道轻利，内省笃行，以近人情为第一要义。

（原载《中医文献杂志》2020年第3期，署名杨奕望、胡蓉）

第四节　清末江南名医张乃修的病家及医患交流：以《张聿青医案》为例

《张聿青医案》是清末名医张乃修留世的唯一医学著作。张乃修（1844—1905），字聿青，晚号且休馆主，江苏无锡人。史志对其记载不多，仅《锡金续识小录》大致记述其一生：

> 幼有异禀，出就外傅，聪慧异常儿。博览经史，通晓大义，遭时之乱，承家学为医，父察脉定方必侍侧留心。同治癸亥冬，锡城恢复一应府院试，归即屏弃举业，锐志攻医，名其斋曰“师竹”，年余不窥园庭。以《金匮玉函》为宗，而别取刘、李、朱、薛诸家论著，以资考证。医声翕然，门下从游者日益众。妙解经脉，治病必探其本，皆随手效，造请者踵相接。晚年厌嚣，更号且休馆主，僦居海上，求治者仍踵至。旅沪十余年，救奇难症无数，著有医论治案若干卷及门，刊行于世。[1]

张乃修晚年五十七岁时，回顾“一生之忧愁悲感、危困艰辛”，曾手书自传《如梦录》。当代名家徐湘亭，记述张氏少年生活、随父出诊太平军无锡主将（指济天义）之疾、与苏医瞿生甫论疾、弃科举苦读医书、锡城行医等轶事，均以《如梦录》原始存稿为基础[2]。杨进教授也记载，曾在孟澍江教授[3]

[1] 窦镇纂修：《锡金续识小录》卷四《艺术》，岿民国十四年（1925）版，第16—17页。

[2] 参见徐湘亭：《清代名医无锡张聿青先生轶事》，《江苏中医》1957年第2期。

[3] 孟澍江（1921—2004），江苏高邮人。南京中医药大学教授，中医学家、中医教育家，现代温病学的学科创始人之一。

处看到《如梦录》手抄残卷一册，并以此对张氏家庭生平、习医经历、思想写照等进行了介绍[1]。遗憾者，《如梦录》手抄本从未以全本形式正式影印，亦有报道存稿已在“文革”时遗失[2]。而《如梦录》部分内容，曾以资料形式刊印过两次[3]，仅节录到张乃修二十一岁之前（1864 年）。当时的研究，利用张氏的真实见闻，旨在探讨太平天国攻占无锡期间的军事、民政、制度、社会状况等。

一、《张聿青医案》概览

光绪三十一年（1905 年），张乃修在上海寓所离世。在锡、沪两地临证四十余年，救奇难症无数。门人吴文涵（玉纯）、邵清儒（正蒙）整理验案 1100 余则，并在郭汇泰（级钦）帮助下[4]，于 1918 年出版《张聿青医案》。此后，此书多次刊印，并备受后世名医秦伯未、徐衡之等的推崇，被收入《清代名医医案精华》《清代名医医案大全》之中。

《张聿青医案》20 卷，病证分中风、风温、湿温、伏暑、疟、诸寒热、霍乱、丹痧等 79 门，总共医案 1139 则[5]。很多病案，有 10 诊以上的连续证治记载；不少治验，附门人按语，分析利弊，画龙点睛。白璧微瑕者，每例病案均未载录年、月、日等具体时间。近五十年来，这些医案成为研究张乃修的主要依据，较

[1] 参见杨进：《张聿青与〈如梦录〉》，载江一平、储水鑫、沈桂祥主编：《古医籍各家证治抉微》，中医古籍出版社 2000 年版，第 885—887 页。

[2] 参见徐湘亭：《无锡名医张聿青传略》，载江一平、储水鑫、沈桂祥主编：《古医籍各家证治抉微》，第 883—885 页。

[3] 参见（清）张乃修：《如梦录》（节录），载中国科学院历史研究所第三所编辑：《近代史资料》，1955 年第 3 期，第 51—72 页；（清）张乃修：《如梦录》，载太平天国历史博物馆编：《太平天国史料丛编简辑》第四册，中华书局 1963 年版，第 603—617 页。

[4] 参见俞志高：《〈张聿青医案〉刊刻始末》，《江苏中医》1988 年第 2 期。

[5] 刘更生主编：《张聿青医著大成》校注说明，中国中医药出版社 2019 年版，第 1 页。

多集中在张氏的学术特色、各种病证的临证经验、遣方用药等[1]。

二、张乃修的病家们

对于张乃修这位名医证治的病家，笔者颇有兴趣，《张聿青医案》涉及1000余位患者（1139则病案，无法排除数年后患者的再次就诊、重新记录的可能），男女老幼皆有。多数病家用某、左、右、黎左、冯右、陈幼、顾童、锦翁、宋媪等，做极为简单的性别、年龄划分，身份判断基本无能为力。逐一搜寻《张聿青医案》所有病人，见到名、字、号或身份者，只有23人；结合各类史料，能确定相应人物者，仅为10人，占43.48%，不足全部病人1%，详见表1。以*作为标识，逐一讨论。

表1 《张聿青医案》有名号或身份的病家情况[2]

序号	病家名号或身份	病证门	卷号	页码
1	薛金楣	湿温	卷二	57
2	江苏抚军吴*	湿温	卷二	71
3	温明远*	伏暑	卷三	80
4	翰臣	疟	卷三	97
5	正蒙*	疟	卷三	98
6	题臣	霍乱	卷三	111

[1] 参见董颖敏、沈劼：《〈张聿青医案·不寐〉中的〈内经〉元素浅析》，《时珍国医国药》2018年第5期；黄进：《〈张聿青医案〉学术思想及临证治疗特色》，《陕西中医药大学学报》2017年第6期；袁海泼、张丹、谢春光：《从〈张聿青医案〉简析张氏学术特色》，《四川中医》2016年第3期；谢红梅：《张聿青温病学说与治疗特色》，《韩山师范学院学报》2012年第6期；连暐暐：《〈张聿青医案〉活用仲景方的配伍规律研究》，浙江中医药大学硕士学位论文，2008年；刘艳骄：《〈张聿青医案〉中失眠症的诊治特色》，《安徽中医临床杂志》1998年第2期；徐景藩：《张聿青诊治气郁证学术思想分析》，《江苏中医》1994年第8期；王少华：《张聿青治验探析》，《中医杂志》1992年第2期；等等。

[2]《张聿青医案》存世有多种版本，如江阴吴文涵1918年的首次铅印本；上海萃英书局1929年石印本；苏礼等整理的人民卫生出版社2006年版；国华校注的中国医药科技出版社2014年版；刘更生主编的《张聿青医著大成》，中国中医药出版社2019年版；等。本文以及表1的卷号、页码，采用（清）张聿青：《张聿青医案》，上海科学技术出版社1963年版。

续表

序号	病家名号或身份	病证门	卷号	页码
7	子厚兄	内伤劳倦	卷四	143
8	顾石泉	喘	卷五	175
9	费统帅*	肝火肝阳	卷八	266
10	陈子岩	肝火肝阳	卷八	267
11	胡云台方伯*	噎膈	卷十	346
12	林少筠太守*	泄泻	卷十	359
13	方维卿	痢	卷十	372
14	陈岳林	肿胀	卷十一	400
15	薛御之	肿胀	卷十一	404
16	施芷园	肿胀	卷十一	411
17	邱景林	肿胀	卷十一	412
18	经莲山太守*	不寐	卷十四	502
19	龙宗师*	不寐	卷十四	504
20	曹子藩*	汗	卷十四	515
21	费毓卿夫人*	咽喉	卷十五	539
22	沈云卿夫人	丸方	卷十八	627
23	张建侯	丸方	卷十八	640

江苏抚军吴，查阅清代官职表，晚清时期曾在江苏地方担任巡抚吴姓者，仅一人。即吴元炳[1]，1874—1881年在职江苏巡抚。吴氏多年征战，鞍马劳顿；已然年过半百，身体每况愈下。作为主政的地方大员，已遍请当地名家，然"方中丞病甚时，苏沪诸名医遍治罔效，御医陈某[2]亦束手无策"[3]。吴氏"湿温下虚，

[1] 吴元炳（1824—1886），字子健，河南固始人。清咸丰十年（1860年）进士，选庶吉士。从团练大臣毛昶熙回籍筹办团练，对抗捻军，累功超擢侍讲学士。署湖南布政使、擢湖北巡抚，调安徽，再调江苏。署两江总督者三，兼署江苏学政者一。授漕运总督。调安徽巡抚。光绪十二年卒，赐恤。参见赵尔巽等：《清史稿》卷425《列传二百十二》，中华书局1977年版，第12232—12233页。

[2] 御医陈某，指陈莲舫（1839—1916），清末名医，青浦陈氏十九世医。光绪年间，五次应征入京为德宗诊治，封为三品刑部荣禄大夫。晚年回沪行医，积极创办"上海医会"。在申城行医期间，张乃修与陈莲舫有过交往，但张氏以及门人对于陈氏为人、医术颇有微词，深层原因仍待查考。

[3]（清）张聿青：《张聿青医案》卷二《湿温》，第73页。

缠绵两月有余”[1]，张乃修也感觉病近膏肓，而“主人坚恳至再，不得已勉尽绵力”[2]。常规处方之外，张氏的药露方[3]尤为奇特，且旋获效果，故而此法可为后学之仿效。

温明远（1839—1920），初名荣镳，晚号五朝遗叟，无锡北塘人。少颖异，博闻强识，十五岁弃学从商。太平军战事结束，入城谋生，开办温庆泰米行，尊祖训“讲究信誉、买卖公平”，深得百姓信任。曾率众乡民身先开坝疏导洪水入太湖，解除洪灾确保丰收。温氏乐善好施，热心公益，集资重建养老院普济堂；建积余学堂，改建菁莪学校，创办培西小学校等[4]。温氏研究风水颇精，对清初蒋大鸿（1620—1714，名珂，字平阶，华亭张泽人）的地理风水学名著《地理辨正》，给予续解，属玄空派一支。此外，温明远对棋弈、医药也有涉猎。温氏此次求诊张乃修者，“伏暑之邪，为湿所抑，不能泄越”[5]。病情黏滞，九诊治疗后，“气湿开通，脉歇及数象皆退，大便畅行，胃气将起”[6]。温氏病情在张氏门人周小农的医案[7]中也有探讨，可以互参。

正蒙，即邵正蒙（？—1906），名清儒，江苏江阴人，张乃修门人。《张聿青医案》主要整理者、附注者。全书记以“清儒志”或“清儒附志”的按语 20 条、“正蒙志”或“正蒙附志”的按语 13 条，合计 33 条，对张乃修学术观点进行提纲挈领的总结。然其师遗案整理未成，光绪三十二年（1906 年）邵正蒙英年早逝，临终前将未竟之事托付给知己郭汇泰[8]。正蒙“疟”案，相对简单，前后二

[1]（清）张聿青：《张聿青医案》卷二《湿温》，第 71 页。

[2] 同上。

[3] 药露方：“西洋参五钱、元参八钱、细生地一两、北沙参一两五钱、麦冬一两、生甘草二钱、白芍四钱，上药七味，加荷叶二两，用蒸壶取露，随意温服”。参见（清）张聿青：《张聿青医案》卷二《湿温》，第 72 页。

[4] 参见无锡市北塘区地方志办公室编：《北塘区志》，无锡日报社 1991 年版，第 661—662 页；沈本南：《西门的温家》，载政协无锡市北塘区委员会编：北塘文史资料（第 1 辑），第 134—140 页。

[5]（清）张聿青：《张聿青医案》卷三《伏暑》，第 80 页。

[6] 同上书，第 83 页。

[7] 参见周小农：《周小农医案》卷二《温》，上海科学技术出版社 1962 年版，第 45—46 页。

[8] 参见俞志高：《〈张聿青医案〉刊刻始末》。

诊，用“加味温胆法”收工。即便为弟子诊治，依然有“拟方即请正之”[1]语句，足显张乃修谦逊、严谨之医风。

费统帅，人物身份费周折，结合卷十五《咽喉》“费毓卿夫人”案，推断费统帅为费毓卿。费毓卿（1858—1923），名金祖，江苏周庄人。出身武官之家，自幼练武修习兵法，二十岁从戎，二十七岁升任浙江镇海关健左旗副将，辖镇海境内金鸡山防务。清光绪十一年（1885年）中法战争，法国远东舰队进犯镇海。在浙江提督欧阳利见（1824—1895）指挥下，费毓卿率部猛烈还击。远东舰队司令孤拔座舰被击中，孤拔中将负伤逃往澎湖列岛，后感热病而亡。费毓卿被封为“杭嘉湖水陆全军三府统领”“建威将军”[2]，故医案尊称为“费统帅”。水亏木旺、阳化内风之证，与其将军刚毅之性相符，故静药以滋水养肝、甘以补中、重以镇摄，缓图内因[3]。费毓卿夫人也请张乃修救治。费夫人，腿股赤肿，足肿赤痛，口碎咽疼，病势凶险。张氏以少阴为本，兼救肝肾之阴，仲景猪肤汤合阿胶鸡子地黄汤，使之转危为安[4]。《张聿青医案》卷二十《论著》，尚有“费若卿都督病源问答”“述都督夫人病原”两篇专论[5]。费若卿（1844—1896），名金绶，费毓卿胞兄。父费秀元（1799—1862，字玉成）病故后，费若卿继统所部武装人员及枪船千余，接受江苏巡抚李鸿章指挥，加入淮军序列。与太平军战于吴江、苏州、嘉兴，累擢副将。李鸿章攻占苏福省后，授为常州营守备，1894年署理浙江嘉兴协副将[6]。因而，《张聿青医案》称之为“费都督”。

胡云台方伯，方伯泛称地方长官，表明胡氏大致职位。胡云台，名家桢，安

---

[1]（清）张聿青：《张聿青医案》卷三《疟》，第98页。

[2] 参见周章：《苏州费氏话三家　包山周庄桃花坞·周庄费氏》，载张学群等编著：《苏州名门望族》，广陵书社2006年版，第390—391页。

[3] 参见（清）张聿青：《张聿青医案》卷八《肝火肝阳》，第266—267页。

[4] 参见（清）张聿青：《张聿青医案》卷十五《咽喉》，第539—540页。

[5] 参见（清）张聿青：《张聿青医案》卷二十《论著》，第673—676页。

[6] 参见郭毅生、史式主编：《太平天国大辞典》，中国社会科学出版社1995年版，第494页。详情可参阅《关于费秀元父子的资料》，见《中华文史论丛》增刊《太平天国史料专辑》，上海古籍出版社1979年版，第85—89页。

徽泗州人，生卒不详，为胡燏棻（1840—1906，字芸楣，亦作云眉，淮系官僚）胞弟[1]。胡云台与刘坤一、曾国荃、李鸿章、张之洞等有信函或公务往来，并得到这些大员的推荐提携，历任江苏候补县、试用道、特用道，江宁布政使、江南盐巡道等职。光绪二十四年（1898 年），江南盐巡道胡云台在南京以官办招商集股形式，创办青龙山幕府山煤矿[2]；并创建南京矿务学堂[3]，推动洋务。此次就诊，年逾花甲的胡云台阴液已亏，兼肝木乘土，胃中阳气，不能转旋以致噎膈，经张乃修四诊，疗效颇佳[4]。

林少筠，生卒待考，与缪荃孙[5]、许景澄[6]均有会晤交往，但语焉不详。所幸严辰（1822—1893，字缁生，号达叟，浙江桐乡人）《墨花吟馆感旧怀人集》对老友有所感怀，大致勾描林少筠（名祖述）经历。“江苏无锡人，同治戊辰进士，分兵部，以知府需次吾浙，历司榷局、杭湖二郡守，有政声”，光绪丁亥年（1887 年）前后，“与上官龃龉，即拂衣去官，归主锡山讲席”[7]。故医案称之太守，病在肾泄，每至黎明，辄暴迫而注者。晨泄虽急迫而下，张乃修则成竹在胸，方药四味柴胡、青皮、人参、白芍，取散、破、守、摄之效，无偏胜之弊[8]。

---

[1] 胡燏棻与胡家桢的关系，如李鸿章信函“复丁雨生中丞”（光绪四年四月十六日），“与乐山酬议，现有江苏候补县胡家桢，系燏棻之弟，捐例极精”。载顾廷龙、戴逸主编：《李鸿章全集》32《信函（四）》，安徽教育出版社 2008 年版，第 298 页。又如《德宗实录》卷三百五十四，“胡燏棻与其弟胡家桢，包揽京捐致富，以安徽、浙江两籍，各捐道员。”载《清实录》第五十六册《德宗景皇帝实录（五）》，中华书局 1987 年版，第 595 页。胡氏二人的亲兄弟关系，基本可以明确。

[2] 参见徐梁伯、蒋顺兴主编：《江苏通史 · 晚清卷》，凤凰出版社 2012 年版，第 171—172 页。

[3] 参见朱有瓛主编：《中国近代学制史料》第一辑（上册）“南京矿务学堂”，华东师范大学出版社 1983 年版，第 495 页。

[4]（清）张聿青：《张聿青医案》卷十《噎膈》，第 346—347 页。

[5] 参见（清）缪荃孙著，张廷银、朱玉麒主编：《缪荃孙全集》日记 1《艺风老人日记（一）》，凤凰出版社 2014 年版，第 108—109 页。

[6] 参见（清）许景澄著，朱家英整理：《许景澄集》第三册《许文肃公日记》，浙江古籍出版社 2015 年版，第 863 页。

[7]（清）严辰撰：《墨花吟馆感旧怀人集》，载《清代诗文集汇编》第 689 册，上海古籍出版社 2010 年版，第 665—666 页。

[8] 参见（清）张聿青：《张聿青医案》卷十《泄泻》，第 359—361 页。

经莲山太守，所指人物比较清楚，史学界对其人其事研究颇为深入。经元善（1841—1903），字莲珊或莲山，浙江上虞人。他首创协赈公所，又经办洋务企业，创办经正女学，开中国女学先河，晚年参与改良维新等社会活动[1]。经元善社会事务繁杂，扰心不寐，而其“体丰于外、气瘠于内”，张乃修立方于中枢脾胃，交通上下，令坎离既济[2]。

龙宗师，同样患不寐证。经查证[3]，此处指龙湛霖[4]（1837—1905），字芝生，湖南攸县人。光绪二十年（1894 年）起，龙湛霖在江苏学政任上三年余，引入格致新法，添课西学，提高课生待遇，使各书院培养了不少兼通西学人才[5]。此时，年近六旬的龙氏，肾阴弱而阳乘之；加而省内教务繁杂，扰心费神以致失眠。张乃修分析道：“惟是花甲之年，肾经之水，能保不虚，已属不易，何易言盈……兹拟前人取气不取味之法，专以水介至阴之属，吸引阳气下行，使升降各得其常，病当循愈”[6]。确如张氏预料，经过复诊，成水火既济之功。

---

[1] 参见马敏：《近代儒商传统及其当代意义——以张謇和经元善为中心的考察》，《华中师范大学学报（人文社会科学版）》2018 年第 2 期；夏晓虹：《中国女学会考论》，《北京大学学报（哲学社会科学版）》2017 年第 3 期；朱浒：《经元善：从旧式商人到新兴绅商的新陈代谢之路》，《浙江档案》2014 年第 8 期；王尔敏：《经元善之身世与思想及其上书保皇招祸经过》，《近代中国》（第十五辑），上海社会科学院出版社 2005 年版，第 18—37 页；朱英：《经元善与晚清慈善公益事业的发展》，《华中师范大学学报（人文社会科学版）》2001 年第 1 期；等。经氏年谱、生平诸细节，更可参阅虞和平编：《经元善集》，华中师范大学出版社 1988 年、2011 年、2013 年版。

[2] 参见（清）张聿青：《张聿青医案》卷十四《不寐》，第 502—503 页。

[3] 参见（清）龙湛霖：《江苏学政龙宗师饬各府州购时务商务报分给各书院札》，见《时务报》第三十册（光绪二十三年五月廿一日），载《强学报·时务报》第三册，中华书局 1991 年影印版，第 2020 页。

[4] 龙湛霖（1837—1905），清同治元年（1862）进士，选庶吉士，散馆授编修，充乡试同考官、正考官，累迁至侍读学士（为少年光绪帝讲解起居注等）。后出任江西学政、江苏学政，兼刑部右侍郎等。晚年因病辞归，返回长沙，仍资助乡里办学如明德学堂等。参见湖南省地方志编纂委员会编：《湖南省志》第 30 卷《人物志》上册，湖南出版社 1992 年版，第 487—488 页。

[5] 参见杨培明主编，赵统著：《南菁书院志》，上海书店出版社 2015 年版，第 107—110 页、279—281 页。

[6]（清）张聿青：《张聿青医案》卷十四《不寐》，第 504—505 页。

曹子藩，尚未查到史志记载。《张聿青医案》仅载一诊，治疗其汗证[1]；而“黄醴泉治案”亦有一则，为：

又治曹子藩（八月十一日诊）身热五日，瞑目则神昏谵语（病家述向来每病必然，盖阴虚之体，神不自振，不胜热灼故也），热如燔炭，红疹隐约，两颐已显。按脉右手不起，左脉甚数。舌苔白腻满布，罩有微黄。口稍觉渴，引饮不多，大便五日未行。[2]

此时曹子藩绝非汗证之单纯，属于湿温重症。而黄醴泉[3]亦为清末沪上可圈可点的名医，曾得张乃修的指点。曹氏症情繁复、变证杂出，而黄醴泉排除干扰、抓住核心，邪尚在气分，就当时要证立方，辛凉泄化，使之转危为安。张乃修、黄醴泉两代名医多年接力，联手治愈同一病家，可谓医门佳话。

三、结语

上述10位有名有姓历史人物的验案，理法方药丝丝入扣，清末名医张乃修的高超医术一展无余；病患沟通畅达，互动紧密。从临床诊治而言，张氏兼采百家，融会贯通。在清末的江南，从无锡到上海，注重气候环境、生活习惯等外因对疾病的影响，因而疗效显著[4]。从医患交流来讲，近十多年来很多海内外

[1] 参见（清）张聿青：《张聿青医案》卷十四《汗》，第515页。

[2] 张山雷：《古今医案平议》第一种之第六卷《湿温病》，山西科学技术出版社2013年版，第249—250页。

[3] 张山雷（1873—1934），名寿颐，江苏嘉定人，近代中医学家、中医教育学家。曾随黄醴泉学医六年，熟悉黄氏情况，“醴泉皖籍，久寓沪上，中年以丧朋（明）之痛，发愤习医。唯时沪读寓公，有陈笃卿、张聿青氏二公，皆此道名宿。醴泉得其指示，所学自醇，年逾大衍，方始行道，颇负时名”。张山雷“寓沪十余年，所见盛名鼎鼎，大有其人，然心折者，当以醴泉首屈一指，尝选录其案十三四，存之箧中”。参见张山雷：《古今医案平议》第一种之第一卷《感冒》，第20页。

[4] 苏礼、王怡：《〈张聿青医案〉导读》，《中华中医药学会第九届中医医史文献学术研讨会论文集萃》，2006年，山东威海，第300—302页。

学者关注于病患与医者的互动，如雷祥麟、蒋竹山、邱仲麟、涂丰恩、张瑞等学者[1]，成果斐然。历代医案自然而然记录患者的疾病症状、本人资料等，医者相对客观的笔墨描述，所留载的病者医疗活动乃至个人情况，显示出存世诸家验案对医患关系、医疗活动等具有相当的研究价值[2]。

与此同时，大部分历代医案，如同《张聿青医案》一样；其中的大多数病者，只用某、左、右、黎左、冯右、陈幼、顾童、锦翁、宋媪等，做粗略的区别。而作为本文释例的十位病家，之所以记录稍显详细（得以为现今查询、补充到个人情况），也主要归因于他们当时就有着相对显赫的身份，如抚军、统帅、太守等。这些人物作为病者本身，他们真实可靠，历史上客观存在，也能部分反映出疾病进退、医患交流、个人情况等内容。若是仅以此推衍、涵盖更多百姓、平民的医疗活动，以偏概全，局限性则显而易见。而作为一种新的尝试，想来也未尝不可。

[1] 参见雷祥麟：《负责任的医生与有信仰的病人——中西医论争与医病关系在民国时期的转变》，载李建民主编：《生命与医疗》，中国大百科全书出版社 2005 年版，第 464—502 页；蒋竹山：《晚明江南祁彪佳家族的日常生活史——以医病关系为例的探讨》，载孙逊、杨剑龙主编：《都市、帝国与先知》，上海三联书店 2006 年版，第 181—212 页；邱仲麟：《医生与病人——明代的医病关系与医疗风气》，载李建民主编：《从医疗看中国史》，中华书局 2012 年版，第 257—302 页；涂丰恩：《救命——明清中国的医生与病人》，三民书局 2012 年版；张瑞：《晚清日记中的病患体验与医患互动——以病患为中心的研究》，《历史教学》2012 年第 22 期；等等。

[2] 黄子天、李禾、刘小斌：《清代岭南医案中的病者医疗活动》，《中华医学会医史学分会第十四届一次学术年会论文集》，2014 年，山西太原，第 110—116 页。

中西汇通篇

中西医汇通的思想渊源，可追溯到16世纪末的“西学东渐”时期。明代后期，外国传教士陆续进入我国。西方科技包括西洋医学在我国的传播开始增多，一些思想开明的儒家、医家，努力探索吸收西方医学的优点，取长补短。学界公认，生于上海的科学家、政治家徐光启是“中西文化会通第一人”。清代初期，云间医家王宏翰身体力行，把“中西医汇通”记入著作《医学原始》，引入医疗实践。清代中后期，金山医家顾观光将乾嘉以来考据训诂之学（朴学）用于近代自然科学研究中，身兼医学家、考据学家、舆地专家、天文数学家等多重身份，游曳在传统经学、西洋新学之间，诚如顾氏所言：“中西之法，可互相证，而不可互相废”。

常州医家周雪樵抵沪后，于1904年创办《医学报》，成为我国近代史上首份由国人创建的中医报纸。此后数年，《医学报》本着“熔铸中外、保存国粹、交换知识”宗旨，倡导改良中国医学，推崇引进西方医药，遂为清末中国医学界舆论的领导力量。宣统二年（1910年）正月元旦第一期，《医学报》刊发署名“中国医学会会长蔡钟骏（小香）”的长篇“发刊辞”，提出“诚宜淬厉精神，冒险进取，纳西方之鸿宝，保东国之粹言”，在我国全面吹响了中西医汇通的号角。

上海是近代中国最先受西方文化侵袭和冲击的地方，也成为我国中西医汇通思潮最早产生的区域。晚明时期直至近代，围绕上海所形成的中西汇通思想，对于江南地区乃至全国医药学的发展，均产生了重要影响。

第一节　清初医家王宏翰的生平著作和中西医汇通思想

王宏翰（1648[1]—1700），字惠源，号浩然子，云间（今上海松江）人，后迁居姑苏（今江苏苏州）。祖父王国臣，通儒而精医，受同学徐光启的影响，接受西方天文、性学，并加入天主教。父王廷爵（号蒲村）得家学之传，晓天文、性学，精医理，誉为“神医”。王宏翰自幼耳濡目染，兼具天主教徒、医家与儒者的多重身份。所撰医书甚多，存世有《医学原始》《性原广嗣》《古今医史》《四诊脉鉴大全》。此外，所撰《古今医籍志》《刊补明医指掌》《本草性能》《本草性能纲目刊补》《伤寒参读》《伤寒纂读》，已亡佚。最能反映王宏翰医学见解的，当数其晚年所著《医学原始》。

该书成于康熙二十七年（1688年）。上海科学技术出版社1989年出版《医学原始》四卷影印本（简称上海本），底本为中华医学会上海分会图书馆所藏康熙三十一年（1692年）原刊本。中国中医科学院中国医史文献研究所从日本复制回归的内阁文库所藏《医学原始》九卷抄本，后五卷的主要内容是针灸、经络、腧穴。2005年由中医古籍出版社影印出版，收入《海外回归中医古籍善本集粹》(20)中（简称回归本）[2]。遗憾的是，回归本漏掉包含5篇序文和9卷目录的内阁文库九卷抄本第一册的全部内容，而补入上海本的序文和4卷目录[3]。

---

[1] 近代谢观《中国医学大辞典》沿袭《古今图书集成·博物汇编·艺术典》之误，将王宏翰列入明代医家。据当代学者徐海松考证，王宏翰生于1648年，当为清初人士，参见徐海松：《清初士人与西学》，东方出版社2000年版，第149页。

[2] 参见（清）王宏翰：《医学原始》，载曹洪欣主编：《海外回归中医古籍善本集粹》(20)，中医古籍出版社2005年版，第1页。

[3] 参见牛亚华：《〈医学原始〉影印本补正》，《中医文献杂志》2007年第2期。

一、融贯中西，早期汇通

明末清初，西方传教士纷纷来华，其中不乏医学人才，通过演讲、著书等方式宣传西方医学，使之在我国传播和发展。对传统中医药理论，产生一定的冲击，中医界人士为此发生意见分歧，褒贬不一。王宏翰加入天主教后，常与传教士一起研讨医学问题，接触到《性学粗述》《空际格致》《主制群征》等著作。这些书籍为西方传教士所著，介绍西方生理、解剖、病理等方面的知识，对王宏翰思想产生重要影响。在《天人合一论》中他写道："今余得遇西儒，参天讲性，溯源而至尧舜孔孟，其理惟一"[1]。王氏深晓中医所长，又了解西医学的一部分知识，试图将儒家思想与西方医学相融合，是倡导中西医汇通的早期医家。《医学原始·自序》论述写书的出发点：

> 余少苦志业儒，因慕古人有言：不为良相，则为良医。然良医岂易言哉！上知天文气运之变化，下达地理万物之质性，中明人事情欲之乘克，庶几医学之原，在于斯矣！愚虽不敏，每思人之性命于天，而本来之原，务须明确，不致贸贸虚度。于是从师讨究，博访异人，而轩岐、叔和、仲景、东垣、河间诸家，及天文、坤舆、性学等书，罗核详考。而天地造化之理，五运六气之变迁，人身气血之盈虚，脏腑经络之病机，悉皆参论。至于人之受命本来，最为关切。先儒虽有谆谆之论，今儒务末，置而不讲。虽有论者，俱多远儒近释，大医、大儒，道无二理，亦岂愦愦乎？[2]

---

[1]（清）王宏翰撰，陈熠编选:《医学原始》卷一《天人合一论》，上海科学技术出版社 1989 年版，第 3 页。

[2]（清）王宏翰:《医学原始》自序，第 1—2 页。

"使学者知变化曲折之深，得探性命之原"，达到汇通中西的目的。其著《性原广嗣》曰：

心之内成左右二孔，以受血。右之孔，即周身大血络之干支，进其细炼之血于内，以为心之须用。左之孔，则接成脉络之根，亦即分为二枝，一枝大而上升，为通各肢体脉络之血；一枝更阔，顺下而分，以通脉络之血。[1]

以西医学观点，把心脏解剖生理及体循环、肺循环的解剖部位和生理功能描述得十分清楚。并试着以胚胎理论解释命门学说：

夫男女交媾之始，皆动元火元气，而后精聚，两火气感，则两精渗洽，凝于子宫，如炉炼金，如浆点腐，两精凝结细皮，即成胚胎之胞衣矣。……夫两精凝结细皮，变为胞衣，此细皮，不但为胞衣，裨益凝结之体，更为胚胎脉络之系，乃先生一学络与一脉络，以结成脐与命门。但脐络乃九日后结成，而脐系于胎，以代口之用，吸取母血以养，渐化为胚胎也。……命门具而两肾生，两肾者，静物也，静则化，亦阴之静也。命门者，立命之门，乃元火元炁之息所、造化之枢纽、阴阳之根蒂，即先天之太极，四行由此而生，脏腑以继而成。[2]

胚胎描述未必正确，二者结合难免牵强，但王宏翰融汇中西医之主张，可见一斑。

[1]（清）王宏翰著，贾克琳主编：《性原广嗣译注》卷四《胎孕化形生禀元质次序论》，云南民族出版社 2007 年版，第 160 页。

[2]（清）王宏翰：《医学原始》卷一《命门图说考论》，第 51—55 页。

二、元神元质，人道生机

王宏翰对所创的元神元质说，十分自信，如《医学原始·自序》所言：

> 愚慨性命之学不明，今而幸闻，凡究确而得于心者，不敢私秘。首立元神、元质一说，明人道之生机，上帝赋畀之本原，一烛了然，不使诱入修炼旁门之误。次论受形男女之分别，知受赋立命之原。命既立矣，而元质生机，原系四元行缔结，资饮食而成四液，繇四液以发知觉。而五官四司，得以涉记明悟。至寤寐睡梦，前人论而不确，或言梦乃魂出而成。殊不知魂合身生，魂离身死，岂有魂游千万里之外，而一唤即归醒之理乎？又道家托言出神远游，虚幻妄诞之谈，俱经分晰理明。[1]

元神，即灵性，是“义理之明悟”，用于区分事物的善恶而定取舍趋避，为人所特有。这里的元神，就是人思维活动的体现。元质，即觉性，指对冷热、痒痛、香臭各种色彩及其他刺激的反应，为人和动物所共有。灵性与觉性作用的正常发挥，有赖于气血律液的旺盛与流通。王氏的元神元质说，区分了物质与精神。他举例，一个人肢体痿痹、麻木不仁，就没有痒痛寒热的感觉，此并非意识本身的障碍，而是气血不得流通造成的。王氏的元神元质说，也指出人和动物的本质区别。元神（灵性）为人所特有，区别于动物的功能活动。以食欲为例，人与动物都有食欲，“甘食悦色，是皆觉性所动，而不关乎灵性”[2]。然而人有灵性，可以根据不同情况控制食欲。若人和动物一样没有灵性，则“甘食悦色，人

[1]（清）王宏翰：《医学原始》自序，第2—4页。
[2]（清）王宏翰：《医学原始》卷一《元神元质说》，第26—27页。

乃无所不至，顺纵姿欲，必且流为禽兽”[1]。可见，元神元质说阐明物质和精神的相互联系与区别，指出思维活动是人和动物的本质区别所在[2]，故所谓“人道之生机”。

三、土气水火，四元行说

四元素说源于古希腊，是探讨世界物质组成的一种学说，认为世界由土、气、水、火四种元素组成。后经过恩培多克勒（Empedocles，约公元前 495—前 435）、希波克拉底（Hippcrates，约公元前 460—前 377）等发展成为“四体液学说”。这种学说在相当长的时间内左右着西方医学的发展。王宏翰也受之影响，试图用四元素说修改中医理论之基石——五行学说。

王氏将土、气、水、火四种物质称为“四元行”，认为人之生机赖于四元行的平衡协调，四元行失于平衡与协调，则人易受病邪侵袭，且五脏之内皆有四行。对于五行中的金和木，王宏翰认为这二行应归于土，不是元行，“故五行之说，似乎性理无合无据，仍宜前所定四元行之数，为至纯至真也”[3]。韩菼（字元少、别号慕庐，江苏长洲人，1637—1704）称：“至五行之性，自古未辩。而王子（宏翰）辩以金、木皆归于土，不得为元行；立火、气、水、土为四元行”[4]。

王宏翰从与西方传教士的交往中，学习西方医学的知识，但这些知识主要源于自然神学的部分，而非临床实践的部分。王氏有心融贯中西，限于当时的历史环境，论及具体问题往往力不从心。就像四元行说，王氏特设“金、木皆归于土”之辩，力图将传统的五行改为四元行。可是，这一主张背离中医基础理论，始终无法为中医所接受。

---

[1]（清）王宏翰：《医学原始》卷一《元神元质说》，第 27 页。

[2] 参见宋树立：《中西汇通第一家——王宏翰》，《北京中医学院学报》1991 年第 4 期。

[3]（清）王宏翰：《医学原始》卷二《四元行论》，第 77 页。

[4]（清）韩菼：《医学原始》序，第 3—4 页。

四、致知格物，洞彻性理

受传入的西方性理之学的影响，王宏翰潜心研究性学。《性原广嗣》云："余昔每常揣摸意想，无从可拟，及读泰西、天文、性学、格致诸书，始得其原。实上帝之玄妙，造化之机奥也"[1]。时人陈阜庵评价："自古名医著述，真汗牛充栋，从未讲究性学之原，先生亲宗儒理而精医，所论皆超出前人"[2]。对于不育不孕，王宏翰认为：

> 世人不能得子者，其原有二：阴失其道而不能受胎者，乃气胜血衰故也，衰则寒热乘之，气凝血滞，营卫不和，则月水先后不调。……阳失其道而不能施者，或施而不得子者，是肾虚精弱故也。弱则起于色欲过度，以致耗其精元，精元既弱，譬之射者力弱，安能中的乎？[3]

将无子的责任归咎男女双方，女子多因"气胜血衰"，阴血匮乏，气滞血瘀，导致不孕；男子多因色欲过度，肾虚精弱，精元无力，致使不育，并以"射者"和"的"做比喻，形象地指出性欲过度对身体的危害。针对历代医家认为怀孕后可借外力改变胎儿性别的错误看法，《性原广嗣》提出批评：

> 结孕之后，一定不移。何至胎成三月，反藉外用方法移变，欲男则男，欲女则女之术，揆之实理，决无此事。但欲子女之贤愚聪顽，其胎教之移性情，当恪守遵行之。[4]

---

[1]（清）王宏翰著，贾克琳主编：《性原广嗣译注》卷四《胎孕化形生禀元质次序论》，第 153 页。

[2]（清）王宏翰：《医学原始》卷一《元神元质说》，第 32 页。

[3]（清）王宏翰著，贾克琳主编：《性原广嗣译注》卷一《育嗣天机论》，第 38—39 页。

[4]（清）王宏翰著，贾克琳主编：《性原广嗣译注》卷六《辨胎前逐月养胎之谬》，第 252 页。

“但坐胎之妇，动静循和，宜遵胎教之礼，所产自得贤豪也。[1]”现代科学已经证实胎教的重要，孕妇动静结和，心情舒畅，将这种美好的信息传递给腹中的胎儿，有利于优生优育，所生子女“自得贤豪”“聪慧贤良”。内阁文库抄本《医学原始》书名页边框上方横书“致知格物洞彻性理”[2]八字，反映王宏翰一生“阐天人性理”“发乾坤蕴奥”的不懈追求。

（原载《实用中医内科杂志》2009年第11期，篇名“明末医家王宏翰的生平著作和中西医汇通思想”，署名杨奕望、吴鸿洲）

[1] 转引自贾克琳、刘虹：《王宏翰及其〈性原广嗣〉》，《中医文献杂志》2006年第3期。

[2] 肖永芝：《日本内阁文库藏〈医学原始〉考》，《浙江中医杂志》2006年第7期。

第二节 科学与朴学：晚清江南通儒顾观光及其医药研究

顾观光（1799—1862），字宾王，自号尚之，别号武陵山人，世居江苏金山钱家圩（今属上海市金山区），晚清医家、考据学家、天文数学家。顾氏“生而颖悟，未能言，教之字即识，以手指之，百不爽一；稍长，父教以书，辄数十行；至九岁，毕五经四子，学为制举；十三岁，补博士弟子”[1]。然“三试乡闱不售，而祖、父相继没，遂无志科第，承世业为医”[2]。当时，同乡钱氏多藏书，顾观光“恒以盈尺之书假之归，不数日即还，而书中之大旨及利钝所在已历历如指掌矣”[3]。清咸丰年间，太平军转战江浙、占据金山，顾氏颠沛流离，历经丧母、失妻、亡子之痛，著述亦多毁于兵燹。顾氏郁郁发病，卒于同治元年（1862年），年六十有四。顾观光一生博览群籍，究极天人，勤于著述，事迹收入《（光绪）金山县志·文苑传》[4]、《（光绪）松江府续志·古今人传》[5]、《畴人传三编》卷五[6]、《清史稿·畴人列传二》[7]、《清史列传·儒林传下二》[8]、民国《重辑张堰

[1] 姚昆群、昆田、昆遗编：《姚光全集》第一编《顾尚之先生传略》，社会科学文献出版社2007年版，第6页。

[2]（清）张文虎：《舒艺室杂著》甲编卷下《顾尚之别传》，载沈云龙主编：《近代中国史料丛刊》第97辑，文海出版社1973年版，第155页。据清光绪己卯年（1879年）刻本影印。

[3] 姚昆群、昆田、昆遗编：《姚光全集》第一编《顾尚之先生传略》，第6页。

[4] 参见（清）龚宝琦、崔廷镛修，黄厚本等纂：《（光绪）金山县志》，载《中国地方志集成·上海府县志辑》第10册，上海书店出版社2010年版，第232页。

[5] 参见（清）博润修、姚光发等纂：《（光绪）松江府续志》，载《中国地方志集成·上海府县志辑》第3册，上海书店出版社2010年版，第598—599页。

[6] 参见（清）诸可宝纂录：《畴人传三编》卷五，南菁书院丛书本，清光绪十二年（1886年）刻本，第1a—4b页。

[7] 参见赵尔巽等：《清史稿》列传二百九十四《畴人二》，中华书局1977年版，第13998—14001页。

[8] 参见《清史列传》卷六十九《儒林传下二》，王钟翰点校，中华书局1987年版，第5628—5629页。

志·志人物·列传下》[1]等诸多史志。

一、顾观光著作述略

清光绪四年（1878年），曾与顾观光共事的同乡晚学钱培名（字梦花，钱熙祚从侄、熙经子）为使其生前学术不致湮没，将顾氏《谈天集证》《历学卮言》《七国正朔不同考》《中江考》《西月日考补遗》《与张啸山书》《读外台秘要书后》等22篇杂说信札书评，辑为《武陵山人杂著》[2]，收入《小万卷楼丛书》。

光绪九年（1883年），上海知县莫祥芝（字善徵，别号拙髯，贵州独山人）应顾氏生前知交张文虎（字孟彪，又字啸山，江苏南汇周浦人）之约，筹措资金在上海刊刻顾氏遗著，名曰《武陵山人遗书》[3]，它较系统收录顾观光的主要著述。各刊本流传中分册稍有不同，笔者所见者7册12种（上海图书馆索书号：线普326194-200）。第一册《六历通考》《九执历解》《回回历解》，第二册《算剩初编》《算剩续编》，第三册《算剩余稿》上下，第四册《九数外录》《周髀算经校勘记》，第五册《神农本草经》辑佚本，第六册《伤寒杂病论集》(原书目录称为《伤寒论补注》)，第七册《吴越春秋校勘记》《华阳国志校勘记》[4]。民国四年（1915年），同邑高煌（字望之，号潜庐，江苏金山张堰人）重印莫氏《武陵山人遗书》时，补入父高桂（字近斋）续刊的顾著二种：即《七国地理考》《国策纪年》。

顾观光博学宏才，“尤喜校订古书，缀辑其散佚”[5]。钱熙辅（字鼎卿，江苏金山钱家圩人）辑《艺海珠尘》、刊《重学》，钱培名辑《小万卷楼丛书》，韩应

[1] 参见（清）姚裕廉、范炳垣纂修：《重辑张堰志》，载《中国地方志集成·乡镇志专辑》第2册，上海书店出版社1992年版，第385页。

[2]（清）顾观光：《武陵山人杂著》，中华书局1985年版，第1页。

[3] 胡晓东：《莫祥芝及所刊顾观光之〈武陵山人遗书〉》，《贵州文史丛刊》1988年第4期。

[4]（清）顾观光：《武陵山人遗书》，独山莫祥芝光绪癸未年（1883年）刻本，目录。

[5]（清）张文虎：《舒艺室杂著》甲编卷下《顾尚之别传》，第160页。

陛（字对虞，号绿卿，江苏娄县人）刊《几何原本》后九卷，皆参与校订。钱熙祚（字锡之，一字雪枝，熙辅弟）辑《守山阁丛书》，顾氏校雠《素问》《灵枢》用功尤深。顾氏著述等身，未刊之作不在少数，散篇零什难免遗珠。如资深编辑李解民编审就对收藏于北京图书馆（现中国国家图书馆）顾氏所辑之《刘向别录》《刘歆七略》抄本深入研究[1]。近年，上海市金山区东林文史研究会汇聚、裒集顾氏著述已近30种。

二、顾氏的科学研究

顾观光的科学研究，涉及天文、历法、地理、数学（几何）、物理（力学）、医学等诸多学科，备受近现代学者所推崇。晚清诸可宝《畴人传三编》评价顾氏："博通经传、史、子、百家，尤究极古今中西天文历算之术，靡不因端竟委，能抉其所以然，而摘其不尽然；时复蹈瑕抵隙，而蒐补其未备。"[2]《清史稿》[3]《重辑张堰志》[4]皆有相似记载。近代学者、同邑学人姚光称顾观光："博通经传子史，以及舆地、训诂、六书、音韵、宋儒性理、天文历数之学，而于中西之术数研究尤力。"[5]晚清西学东渐，影响国人，顾氏尤甚。如梁启超《中国近三百年学术史》曰："道光末叶英人艾约瑟、伟烈亚力先后东来；约瑟与张南坪、张啸山（文虎）、顾尚之最善，约为算友。"[6]

关于顾氏天文、地理、数学乃至微积分等自然科学方面的研究，近人著述条分缕析，不再赘述。试以其力学研究为例，参与校订《重学》(英·胡威立著、英·艾约瑟口译、李善兰笔述，上海墨海书馆1859年首刊）之后，顾观光完成

[1] 李解民:《顾观光的〈别录〉、〈七略〉辑本》,《社会科学战线》1992年第2期。

[2] 参见（清）诸可宝纂录:《畴人传三编》卷五，第1a页。

[3] 参见赵尔巽等:《清史稿》列传二百九十四《畴人二》，第13999页。

[4] 参见（清）姚裕廉、范炳垣纂修:《重辑张堰志》，第385页。

[5]《姚光全集》第一编《顾尚之先生传略》，第6页。

[6] 梁启超:《中国近三百年学术史》，东方出版社2003年版，第377页。

《静重学记》《动重学记》《流质重学记》《天重学记》四篇文章，均收入其《九数外录》，某些研究方面甚至超越《重学》原著。物理学史专家王燮山教授认为：顾氏通过纠误、增补、发挥、改编，利用简练的文字将复杂的力学定理、公式表述清楚，成为了国人自己编写的首批力学著作，并把顾观光赞誉为“中国近代力学的先驱”[1]。青年学者李媛进一步提出：与晚清同一时期仅承担翻译西方书籍工作的很多学人相比，亲自进行科学研究如顾观光者委实屈指可数，其人其作可谓“西学东渐过程中的一个中继站”[2]。

三、顾氏的医药考据

无论《顾尚之别传》所云“以医学行于乡里为善人”[3]，抑或《松江府续志·古今人传》[4]《畴人传三编》[5]《清史稿·畴人列传二》[6]一致所说“承世业为医”，均强调顾氏乡村医者的身份。好友张文虎对顾观光行医的描述颇为戏剧化：

> 性坦率，貌黑而肥，衣服朴陋，不知者以为村野人。尝有富人招君，君徒步数里，遇雨，因跣足至门。仆竖诘姓名，告曰：医者也。入则主人相视错愕，耳语以为冒顾先生来者。诊已定方，伸纸疾书脉及病状，引据《内经》仲景，洋洋千百言，曰：向所治皆误，今当如是。主人乃改容为礼，具肩舆以送，君大笑不受，仍跣足归。[7]

[1] 王燮山：《中国近代力学的先驱顾观光及其力学著作》，《物理》1998 年第 1 期。
[2] 李媛：《顾观光与晚清时期的力学》，首都师范大学硕士学位论文，2009 年，第 35 页。
[3]（清）张文虎：《舒艺室杂著》甲编卷下《顾尚之别传》，第 155 页。
[4] 参见（清）姚光发等纂：《(光绪)松江府续志》，博润修，第 599 页。
[5] 参见（清）诸可宝纂录：《畴人传三编》卷五，第 1a 页。
[6] 参见赵尔巽等：《清史稿》列传二百九十四《畴人二》，第 13998 页。
[7] 姚昆群、昆田、昆遗编：《舒艺室杂著》甲编卷下《顾尚之别传》，第 161 页。

顾观光坦诚率直、洒脱高逸的个性，跃然纸上；同时，谙熟医经、卓绝群伦的医术，可见一斑。张文虎又提到："君视疾，不以馈有无为意……本善饮酒，然三四行即称醉，固强之数十觞，纵谈忘告起矣。"[1] 顾氏人品、性情、医德，其情其景宛在目前。

（一）校勘《黄帝内经》

顾观光"尤喜校订古书，缀辑其散佚"[2]，"靡不因端竟委，能抉其所以然，而摘其不尽然；时复蹈瑕抵隙，而蒐补其未备"[3]，包括大量中医药典籍。同邑藏书家、刻书家钱熙祚辑《守山阁丛书》时，校勘《黄帝内经》。特地邀请顾观光，与之商榷疑义、反复研审，故顾氏《素问校勘记》《灵枢校勘记》系于书后（收入《守山阁丛书》)。目前，国内外流传最广、引用最多的"梅花本"《黄帝内经素问》（人民卫生出版社 1963 年版），就参考了钱氏守山阁本和其（指顾氏）校勘记[4]。

如《素问·灵兰秘典论》"膻中者，臣使之官"，（王冰）注云："膻中主气，以气布阴阳"，顾氏校勘"气布当为分布"[5]，纠正传世注释之讹误。再如《灵枢·邪气脏腑病形》"涩者多血少气"句下，顾氏校注"张景岳云：仲景曰涩者营气不足，而此曰多血。似有误。观下文，刺涩者无令其血出，少可知矣。"[6] 顾氏引经据典，从文字、医学论证，"涩者多血"之非，当为"脉涩少血"。

又如《素问·四气调神大论》曰：

---

[1] 姚昆群、昆田、昆遗编：《舒艺室杂著》甲编卷下《顾尚之别传》，第 161 页。

[2] 同上书，第 160 页。

[3]（清）诸可宝纂录：《畴人传三编》卷五，第 1a 页。

[4]《黄帝内经素问》，人民卫生出版社 1963 年版，出版说明。

[5]（清）顾观光：《素问校勘记》，载陆拯主编：《近代中医珍本集》医经分册，浙江科学技术出版社 1990 年版，第 590 页。

[6]（清）顾观光：《灵枢校勘记》，载陆拯主编：《近代中医珍本集》医经分册，浙江科学技术出版社 1990 年版，第 634 页。

秋三月，此谓容平，天气以急，地气以明，早卧早起，与鸡俱兴，使志安宁，以缓秋刑，收敛神气，使秋气平，无外其志，使肺气清，此秋气之应，养收之道也，逆之则伤肺，冬为飧泄，奉藏者少。[1]

（王冰）注云："逆谓反行夏令也"，顾氏校注"夏当作春"[2]。即顾观光对王冰注文"秋三月"反行的时令，提出不同观点。从义理角度来看，"春三月"之逆，谓反行秋令；"夏三月"之逆，谓反行冬令；"冬三月"之逆，谓反行夏令；因而，"秋三月"之逆，当为反行春令，可见顾氏注释符合推理。再从医理角度来看，"肺象金，王于秋，行春令则气伤，冬水王而金废，故病发于冬"[3]，同样证明顾氏校注"夏当作春"的合理性。《素问校勘记》的吉光片羽，展现出顾观光的严谨学风与深厚学养。

当代中医训诂学家、中医文献学专家钱超尘教授更详细列举数十处文辞字句，从考订《王冰序》、校勘经文讹衍倒夺、考证古书逸篇等五个方面论证了顾观光校勘《素问》的学术价值与启迪作用；并指出："顾氏上承乾嘉之学，对于音韵、训诂、考据，尤为擅长。"[4]看来钱培杰、培荪兄弟（钱熙祚之子）在校勘记附识赞叹顾氏"笃学嗜古，精求其理，此解实发千古之覆"[5]，绝非后辈的恭维客套。

（二）补注《伤寒杂病论》

《武陵山人遗书》第六册，目录曰《伤寒论补注》，卷帙本名《伤寒杂病论

[1]《黄帝内经素问》卷一《四气调神大论》，第10—11页。

[2]（清）顾观光：《素问校勘记》，第585页。

[3]《黄帝内经素问》卷一《四气调神大论》，第11页。

[4] 钱超尘：《中国医史人物考》，上海科学技术出版社2016年版，第609页。

[5]（清）顾观光：《素问校勘记》，第629页。

集》，亦有不少中医目录著作称之《伤寒杂病论补注》[1]。全书一卷，共55页，主要依据金代成无己《注解伤寒论》节录摘编。书中注论远取《内经》《难经》《脉经》《千金方》《伤寒明理论》等中医典籍，近采明清十余位医家之言，如张会卿（景岳）、喻嘉言（昌）、张卿子（遂辰）、张志聪（隐庵）、柯韵伯（琴）、舒驰远（诏）、程郊倩（应旄）、周禹载（扬俊）、陈平伯（祖恭）、汪苓友（琥）、程扶生（知）、魏柏乡（荔彤）等。

《伤寒杂病论集》保留了伤寒目录，从卷之一辨脉法、平脉法至卷之十辨发汗吐下后病脉证并治法；以及宋本《金匮方论》目次，上中下三卷二十五篇。而补注具体经文之时，“诸可与不可方治，比之三阴三阳篇中，此易见也，则此下八篇并系叔和重集，且其文大半已见六经及《金匮》诸篇”[2]。因此，顾氏删繁就简，正文仅含辨脉法、平脉篇、太阳上篇、太阳中篇4篇；收载的经方，始于桂枝汤及其加减方，止于抵当汤、抵当丸，共40余首。顾观光补注《伤寒论》，其务实、简洁、精到的特点，恰如《清史稿》对其人的评价：“省迂回而归简易，盖于学实事求是，无门户异同之见，故析理甚精。”[3]

（三）重辑《神农本草经》

顾观光对于后世中医药影响最甚者，当推其《神农本草经》辑佚本。不同与明末卢复、清初过孟起、清中期孙星衍与孙冯翼之三卷本的《本草经》辑佚编次；除三品药物各自一卷以外，顾氏四卷本将序录单独列为首卷，一目了然，条

[1] 如中国中医研究院图书馆编：《全国中医图书联合目录》，中医古籍出版社1991年版，第58页；裘沛然主编：《中国医籍大辞典》，上册，上海科学技术出版社2002年版，第146—147页；陈荣、熊墨年、何晓晖主编：《中国中医药学术语集成·中医文献》，上册，中医古籍出版社2007年版，第463页；王瑞祥主编：《中国古医籍书目提要》，下卷，中医古籍出版社2009年版，第1584页；等等。

[2]（清）顾观光：《伤寒杂病论集》，载《武陵山人遗书》第6册，光绪癸未年（1883年）独山莫祥芝刻本，目录。

[3] 赵尔巽等：《清史稿》列传二百九十四《畴人二》，第14001页。

理更为清晰。中药史学专家王家葵教授认为，顾本以序录为卷一，亦较符合《本草经》原貌；并在掌握《本草经》一药一性一味的体例特点方面，优于孙本[1]。顾辑本的药物目录，主要依据《本草纲目》所载《本经》药目。佚文主要依据《证类本草》元、明时期的刊本（含北宋寇宗奭《本草衍义》），并参考明李时珍《本草纲目》、明卢复《本经》辑本、清邹澍《本经疏证》等本草著作以及《抱朴子》《博物志》《初学记》《水经注》《文选》《太平御览》《北堂书钞》等文史类书籍[2]。医学史专家郭天玲教授亦指出：顾氏的目录无论从药物种数或实际品物而言，都较为接近《本草经》原貌；顾本更具有简洁明了、方便易读的特点[3]。

囿于时代，顾氏未能辑入各药的毒性、生长环境及产地，当代本草文献学家尚志钧教授也曾对顾本的药物合并和分条问题进行讨论[4]。瑕不掩瑜，实用易读、近于原貌的特点，扩大了顾本的流传及影响。《神农本草经》顾辑本（《武陵山人遗书》版），经人民卫生出版社1955年影印出版后[5]，广泛传播。至今，以顾氏辑佚为基础的《神农本草经》校注本、编译本乃至彩图本，不下十种，足见其学术影响。

四、会通之学及思考

金山顾观光身处晚清多事之秋、国家山河破碎、个人命运多舛，然毕生勤勉、广览博学、笔耕不辍，“如舆地、训诂、六书、音韵、宋儒性理以至二氏术数之学，皆能洞彻本末”[6]。好友张文虎慨叹顾氏才学：

---

[1] 王家葵、张瑞贤：《〈神农本草经〉研究》，北京科学技术出版社2001年版，第366页。

[2] 马继兴主编：《神农本草经辑注》，人民卫生出版社1995年版，第949—950页。

[3] 郭天玲：《顾辑本〈神农本草经〉探析》，《中医文献杂志》1997年第1期。

[4] 尚志钧：《顾观光辑〈神农本草经〉药物合并和分条的讨论》，《中药通报》1988年第11期。

[5]（清）顾观光重辑：《神农本草经》，人民卫生出版社1955年版，内容简介。据《武陵山人遗书》本影印。

[6]（清）博润修、姚光发等纂：《（光绪）松江府续志》，第599页。

盖君于学实事求是，无门户异同之见。不特算术为然，而算术为最精。夫后有作者，君所未知，不敢言；若其既见，则可谓集大成也已。[1]

顾观光将清代乾嘉以来考据训诂之学（朴学）用于近代自然科学研究中，成绩斐然；身兼医学家、考据学家、舆地专家、天文数学家等多重身份，游曳在传统经学、西洋新学之间，诚通儒之学也。正如顾氏本人所言："中西之法，可互相证，而不可互相废"[2]。

时光荏苒，距离顾氏所处的时代历经150余年，社会变化天翻地覆，我国取得的成绩举世瞩目，时空不可同日而语。然而，新与旧、中与西、古典与现代、传统与时尚，宛如中医药之于现代医药学，这些争论似乎未曾停止过。回顾姚光先生对顾观光的学术评价：

不立门户之见，不分党派之争，诚通儒之学也。夫学术所以贵会通也。先生保存旧法而发明之，吸收新法而纠正之，镕新旧于一炉，贯中西于一室，真能会通之矣。[3]

蕴涵江南文化传统、面临革故鼎新的晚清儒医顾观光，或许能为中华民族的文化会通、文化包容乃至文化自信，提供一些启示。

（主要医学内容原载《中国中医基础医学杂志》2020年第1期，篇名"近代儒医顾观光的医学考据及医药会通研究"，署名杨奕望、王颖晓）

[1]（清）张文虎：《舒艺室杂著》甲编卷下《顾尚之别传》，第164页。

[2] 同上书，第155页。

[3] 姚昆群、昆田、昆遗编：《姚光全集》第一编《顾尚之先生传略》，第7页。

第三节　清末医家周雪樵医事活动及其中西医汇通探索

周雪樵（？—1910年），字维翰，江苏常州人，久居苏州。廪贡生，精通医术，兼知西学。光绪二十七年（1901年）著成《西史纲目》，翻译介绍西方历史地理。约于光绪二十九年（1903年）迁居上海，次年创办《医学报》及医学研究会，提倡引进西洋医学，以"熔铸中外，保存国粹，交换知识"[1]。1905年，又会同蔡小香、丁福保、何廉臣、王问樵等，联络各地医学会，组建全国性质的医学团体"中国医学会"，主旨"改良医学，博采东西国医理，集思广益"。光绪三十三年（1907年）应聘赴晋，任山西医学堂教务长，次年辞职，游北京，后返上海，宣统二年（1910年）病逝。

一、编著《西史纲目》，力主医学汇通

清末国力式微，西方科技文化通过各种渠道，迅速并且大规模传入我国，有识之士着手翻译西方书籍以了解世界。周雪樵于1901年翻译著成《西史纲目》20卷。首卷绪论；第二卷论述地球原始、动植物原始、人类原始、饮食原始、语言原始、人事原始、种族原始等；其余诸卷则分地域、国家详加论述，涉及亚洲、欧洲、美洲等各国。《西史纲目》现存石印本、刻本两个版本。

诚如《西史纲目》序中所言："通商以来，西人之游历我内地者，凡精详之舆地，圣贤之经传，古今之史志，罔不辇载而去，译之传之研之究之，中国底蕴无孑遗矣。而彼之本末，我顾懵焉，是人昭而我聋矣。"[2]反映当时的历史背景，西方学者大量吸纳我国文化精华，而我国缺少与西方知识的有效交流。洋务运动

[1]（清）周雪樵：《惠书汇复》，《医学报》1904年第5期，第1页。
[2]（清）周维翰：《西史纲目》，湖南书局1903年版，序。

后，清政府开办一些新式学堂，还有外国传教士所办的部分教会学校，多以翻译科技自然类书籍为主，史志类相当少，且质量较为低劣。《西史纲目》言：

日本人《万国史记》较诸书为完备，然一经钩考则讹误百出，余则大都为教会之书，藉以闻其宗风，引人入胜，综观参考，茫无头绪。欲记其本末，俾无遗憾，亦难之矣。然不穷其源，何以溯其流？不考其古，何以知其今？……故以《四裔编年表》为纲，择取已译诸书，益以未译之东西籍为之目，人名地名则考其事实，汰其异而一其称。[1]

为此，周雪樵参考中外书籍近60本，认真考核所载人名、地名、事件，为世人提供了可靠、严谨的译著，也实现了《西史纲目》编著的初衷。在《人类原始》的论述中，《西史纲目》记载：

人类原始之初生，不知距今几万年也，以中国古史言之，则谓始于盘古；以西国古史言之，则谓始于亚当。然其时既无文字，但凭古老之传说，其为齐东之野言，无稽之谰语，均所不免。[2]

体现周氏对中西文化公正的态度，同时对中西方关于人类原始的神话传说提出质疑。后又从西方“进化学说”加以阐述人类原始，如饮食原始：

食物自口入，自肛门出，所经行之路，统谓之养生路，长约三丈，有齿、舌、咽喉、食管、贲门、胃脘、幽门、小肠、阑门、大肠各器具，以化分食物，吸取菁华、推弃糟粕为主义，而各事其事，同寅协恭，互相辅助，以成化分之全局。若夫人之所以必饮食之理其故有四：

[1]（清）周维翰：《西史纲目》，湖南书局1903年版，序。
[2] 同上书，卷二，第9页。

一以补消耗之旧血；一以补消耗之原质；一以权浓淡之血质；一以酿神奇之各汁。[1]

译文涉及的医学术语翻译准确，描述的各脏器功能言简意赅，并从生理学角度论述了饮食对于人体的意义。周雪樵的中西医汇通思想，由此可见一斑。

二、创办《医学报》，熔铸中外知识

1904 年，周雪樵在上海创办《医学报》，成为我国最早发行的期刊之一，也是我国近代史上第一份由中国人创办的中医报纸。1904 年至 1908 年间，《医学报》是我国唯一的中文医学报刊，是清末中国医学界舆论的领导力量，其全盛时期，销行国内 19 省和香港，远及日本。至 1910 年，共计刊印发行 154 期。对早期中国医学界影响巨大，成为中医界觉醒的重要标志[2]。

《医学报》本着“熔铸中外、保存国粹、交换知识”的宗旨，力倡中国医学改良，极力提倡引进西医。所载内容丰富，包括卫生学、生理学、解剖学、病理学、诊断学、方药学及有关理化、动植物、医家医案等内容。周雪樵在《医学报》的《发刊辞》确立办刊宗旨“为群学之胚胎，改良之起点”。关于医学改革的具体措施，周雪樵写道：

改良之道有三事焉，一多为器械陈列所，凡东西医所有器械，悉陈列其中；二为器械传习所，凡一切器械之性质功用以次宣讲；三为理化传习所，将已有之西药，现有之华药，以次考求其原理，化分其原质，证明其治病之理，而制之为药水，勒之为新书，此今日者刻不容缓之

[1]（清）周维翰：《西史纲目》，湖南书局 1903 年版，卷二，第 17 页。
[2] 参见赵洪钧：《近代中西医论争史》，安徽科学技术出版社 1989 年版，第 74 页。

事也。[1]

周雪樵主张建立西医专门学习场所，积极学习西医的器械以辅助诊病，并且要掌握中药及西药的药理成分，中西医汇通思想展露无遗。该主张可以从其对中西医学的比较中看出：

> 一曰西医富而中医贫也。西国之医，非徒诊治也。凡治疗之药，皆发自医生。其诊病也，器具之繁，莫甚于妇科；刀针之繁，莫甚于外科。其于内科也，寒暑有表，听病有筒，量肺有尺，诊脉有表，验喉照骨有镜。益以空针水、节电机、化溺等器，亦应有尽有，故每诊一症，灼知内脏之情形，医欲酬世，非数千金之力不能办。中医则惟两指耳，次则舆马衣服。外科、眼科等或犹自带药饵。若内科则书方外无他事焉。内脏病理不能言也，药品是非不能识也，药之制炒则听之药肆，药之煎熬则听之童仆。[2]

可见，周雪樵重视中医对西方医疗器械（包括寒暑表、听病筒、量肺尺、诊脉表等）的应用，认为中医不能停滞于古人“惟两指耳”的诊病方法，进一步提出中医应该熟识药物制作及煎熬等细节之事，使治疗疾病全面而细致。

《医学报》亦载有不少医案。其中《雪樵医案》一则，“凡久嗽之症由于肺体发炎，历久不愈有变肺痈者，有变肺痨者，则难于施治矣，推其原大抵因吸受风寒而起，必得表散其风邪而后其炎乃可愈。”[3] 周雪樵利用“炎症”的概念，对肺病久咳的西医病理进行探讨。

[1]（清）周雪樵:《中西医浅论》,《医学报》1906 年第 49 期，第 3 页。

[2] 同上。

[3]（清）周雪樵:《雪樵医案》,《医学报》1907 年第 74 期，第 7 页。

余近遇久嗽症甚多，皆以麻黄根治愈，其功力殊伟。一妇平素虚弱患久咳至一年许，肌肉瘦削后则吐痰多白沫，每至中宵则呕吐，必吐出痰涎甚多而后已。平时恶心嘈杂，吞酸吐酸，饮食皆无味，其脉沉细，其苔淡白。延余诊之，会欲赴苏。余为处加味三拗汤方，用麻黄根三分为之君，佐以生甘草、苏子、带皮杏仁、二陈、五味子、佩兰、腹皮等，并为注明加减之法。其妇服后得汗而咳减，再服而大汗，三服而汗出透体，咳愈十之八。又去麻黄根二三剂，咳竟痊愈，前后只五六剂也。尤奇者，《伤寒论》言血家不可服麻黄汤，而此妇至苏后曾吐血二次，头目皆晕，然服此方后咳愈而血未复吐。[1]

在证治久嗽症时，周雪樵不拘泥于原著古方，将西医病理与中医病因相结合，以中医之方药为患者诊治，疗效显著。周雪樵注重卫生学，在《医学报》中连载数篇卫生学的内容，包括日光卫生、空气卫生、热度卫生、运动卫生、睡眠卫生、沐浴卫生、衣服卫生、居室卫生、水卫生等，涵盖生活方方面面。《卫生学讲义·总论》写道：

《素问》曰："圣人不治已病治未病，不治已乱治未乱"，卫生之谓也。西哲有言："健康之精神，寓于健康之身体"。今复申言之，则健康之家国，寄于健康之国民。国何以富？兵何以强？必得多数健康之国民，而后能生财敌忾，则卫生之学顾不重欤？卫生学者，发于生理之动机，就生存竞争、自然淘汰之理，加以人为淘汰之力，使享身体健全之佳境也。[2]

从西医生理保健方面强调卫生的重要性，可谓发出我国近代预防医学之先

[1]（清）周雪樵：《雪樵医案》，《医学报》1907年第74期，第7—8页。
[2]（清）周雪樵编：《卫生学讲义》卫生一《总论》，《医学报》1907年第76期，第1页。

声。《医学报》还报道较多西医的诊疗技术，如刊载孙吉熊翻译的《打诊法》：

打诊者打击体腔之壁，从所得之音响，而知其内部器官之状态及广狭也。其诊法有二，曰：直达打诊、介达打诊。直达打诊者，用右手之指头，或打诊槌于体壁直接打敲，然此法只能用之于锁骨及胸骨部而已。介达打诊者有三，曰：指指打诊、板指打诊及板槌打诊。[1]

操作步骤论述清楚，近似于现代西医学的触诊步骤。《医学报》亦记述众多中医家改良医学的主张：

必先从全体学始，欲研究全体学，必先从西医学始，俟西医学研之既久，胸有成竹。然后以中国四千余年之旧医学，互相比较，或弃或取，或调和或并行，别创一新医术。[2]

要求中医先掌握西学，再发展中学，融汇中外，创新医学。

三、发起医学团体，博采东西医理

清末医界改革的另一特征是全国各地纷纷成立医会，当时医学团体可查知、有记载者就多达20余处，成立医学团体的热潮方兴未艾。周雪樵是重要的发起者之一，参与的医学团体有医学研究会、中国医学会和上海医务总会等。

1904年5月，周雪樵成立医学研究会，提倡引进西医。1905年，在医学研究会的基础上，周雪樵进一步组建中国医学会，参加者还有名医蔡小香、丁福保、何廉臣、王问樵等。中国医学会以“改良医学，博采东西国医理，发明新理新治

[1]（清）孙吉熊译：《打诊法》，《医学报》1906年第53期，第3页。

[2] 何廉臣撰述：《医家十要论》，《医学报》1906年第58期，第5页。

法，收集广思益之效”为宗旨[1]，以“力任改良医学事、会友有疑问各就所知以答、如有心得及秘方验方等宣之于众、会友议论尽可辨难务求攻理”等五条为主要义务[2]，研究交流内容涉及卫生学、生理学、解剖学、病理学、诊断学、方药学等学科。中国医学会是医学改良的积极倡导者，他们的主张代表了清末中国医学界的主流，成为当时全国性学术团体，会员不分省市，先后入会者达300多人。中西医汇通论者多是开明人士，鉴于西医学之长和中医学的不足，倡导引进和吸收西方医学，使中医学自身逐渐完善而不致在急剧变化的环境中沦没。1907年周雪樵应邀赴山西，未能参加中国医学会的改组活动，1910年5月，中国医学会改称中国医学会公会，《医学报》亦改名《医学公报》。

上海医务总会则于1906年创办，发起人有李平书、顾宾秋、马景眉、周雪樵、余伯陶、黄春甫等。该会是上海医药两界的组织，研究活动每周一次，请名医汇讲医理，以中医为本，参考东西，兼讲解剖、生理等学。上海医务总会在《敬拟联络各医会简程》建议：

> 研究医学之团体，不嫌其大，故拟联络各会交换智识，以期医学之进步；本会以上海医会为体，以《医学报》为用，凡经医会研究发明后，即登之医报……[3]

而“见中医之凌夷腐败而亟宜整顿也，外医之风樯阵马而急宜抵制也”[4]，故该会具有强烈的民族意识，尤其重视教育，第一次议会即商议编辑中医教科书、筹备医院、开办医科学校等事宜。《医学报》还常发刊记录上海医务总会的医学活动讯息，如第56期《上海医会记事六》：“王君（指王立才）讲东西医门径及

---

[1] 参见中国医学会：《中国医学会简章》，《医学报》1909年第103期，附张。

[2] 同上。

[3] 上海医务总会：《敬拟联络各医会简程》，《医学报》1907年第65期，第8页。

[4] 上海医务总会：《上海医务总会成立纪》，《医学报》1906年第50期，第2页。

病症定名之义，言学医者先须从事于基础医学。”[1] 这就是一则讲授中西课程的通告。

这些医学团体，为推进中医学术的研究、交流，维护中医药学的发展、自强，做出了积极贡献。清末名医周雪樵较为客观地评价中西两大医学，在临床实践中大胆进行中西医汇通探索，顺应中医药发展的历史潮流，其学术思想值得进一步挖掘。

（原载《中医文献杂志》2011 年第 2 期，署名姚艳丽、陈丽云、杨奕望）

[1]（清）周雪樵:《上海医会记事六》,《医学报》1906 年第 56 期，第 7 页。

第四节　从《医学报》“发刊辞”看清末中西医之汇通：以海上名医蔡小香的经历为例

《医学报》是清末我国创办最早、影响最大的医学报刊。清宣统二年（1910年）正月元旦第一期，刊发署名“中国医学会会长蔡钟骏（小香）”的长篇“发刊辞”[1]，全面吹响了我国中西医汇通的号角。全文如下：

发刊辞

岁在甲辰孟夏之初，周子雪樵始组织《医学报》于海上。雪樵去而吾徒王生问樵继之，于今六年矣。王生自知铨材，弗克负荷。观报载启事，知其亟于交替，闵闵焉如农夫之望岁。己酉冬十一月，医学会开二次大会。绍兴医药研究社长何廉臣先生自越来，宣言近年本报之内容，纯然为课艺之变相，饩羊仅存，告朔云亡。《医报》编辑之谓何，虽欲殿诸报之后而不得，将何从慰群情餍众望。爰与副会长丁仲祜先生等，公推顾子鸣盛为主任，掌本报编辑事。时评议员俱在座，无异辞，廉臣之议遂决。今日为本报鼎革后第一期发刊之日，钟骏不敏，敢为之词曰：

天演之源，导于物竞；物竞之极，终于天演。东西之士，皆守积极的主义，事事欲今胜于古，故有古人、有今人，此进化之机转也。中国之士，皆守消极的主义，事事谓今不如古，故有古人、无今人，此退化之现象也。以进化与退化相竞，退化者得不为天演所淘汰哉？在昔神农、黄帝，于上古野蛮酋长时代，而作《内经》《本草》诸书，其

[1]（清）蔡钟骏：《发刊辞》，《医学报》1910年第1期，第2—4页。全部引文参照原刊，仅加标点与繁体字简化，涉及流派、人名与现今音译之不同，随文出注并作简单说明。

人实非常之人，其事实非常之事。然后人之心思材力，讵必不逮夫古帝。而四千年来，若张长沙之论伤寒，刘河间之明类中，徐之才之创十法，李东垣之重脾胃，朱丹溪之治痰火，吴又可之论瘟疫，薛生白之论湿温，叶天士之论温热，王孟英之论霍乱，王清任之论瘀血，虽各有发明，要皆尊二帝为万世不祧之祖，奉《内经》等为历劫不磨之论。五行生克之谈，操如铁券；清浊阴阳之辨，守若金科。一二卓荦之士，欲起而摘前人之罅漏、撤往籍之藩篱，则痛诋之，曰生乎今之世，反古之道，其罪不容诛。于戏，仰何所见之小也！自顷欧文美化挟太平洋之潮流，奔腾澎湃而东渐，而新奇之医术亦与之俱至。先后数十年间，凡属通都大邑，几无不遍设医院，隐操我黄人生命之权。而我岐黄家排外之思潮，方旋涡于胸中，而莫之或息。且变夏于夷，又为通人所诟病。于是，睡狮沉沉，冥然罔觉。二十世纪之曙光，竟莫丽乎震东。庸讵知他山之石，可以攻玉。礼失求野，先贤已诏我后人。矧世界大同，必有其日，又恶能执我陈编旧说、敌彼崭新之学识耶？试近征诸日本，当第四世纪以前，允恭帝病笃，廷议始征金武于百济，是为汉医输入时代。第十四世纪末叶，得孙思邈《千金方》于我国，遂为治疗之标准。自四世纪后、至十六世纪前，皆为汉医全盛时代。千五百三年后，曲直濑正庆，守李朱万病脾胃虚弱之说，倡用甘温滋补，是谓“方今派”[1]，势力最盛。后五十余载，后藤艮山、香山秀庵[2]、吉益东洞之徒崛起，皆复用仲景古方，是谓“复古派”[3]。党同伐异，互相水火，为日本汉医一大变革。然两派俱不能无弊，“方今派”譬犹文治，文治极则流于姑息；“复古派”譬犹武断，武断甚则失诸暴虐。于是，和田东郭、多纪

[1] 方今派，目前医界多称之为“后世派”或“后世方派”。

[2] 香山秀庵，指香川修庵（1683—1755），先师从伊藤仁斋学儒，后跟随后藤艮山学医，尽得师传，崇尚伤寒，为日本“古方派”代表医家。

[3] 复古派，目前医界多称之为“古方派”。

蓝溪等，遂折衷古今两派，是谓“折衷派”。自十六世纪以来，为汉医与汉医竞争时代。千六百六十一年，长崎民人西吉兵卫，始习西洋医术于葡萄牙人。杉本忠惠踵之，从学于番医野泽忠庵[1]，遂以洋方为幕府医官。吉兵卫之子及西玄甫，皆以南蛮流为侍医法眼。栗崎道有、桂川甫筑，皆以西洋医术为外科医官。自十七世纪以来，为西医输入时代。千七百十六年，将军宗吉[2]尝召西川如见进讲洋书，兰学骤盛。逾年，幕府命桂川甫筑制洋方药品。五十七年，杉田玄白倡行西洋外科术，更译述《解体新书》。六十五年，平贺源内著电气学说。九十九年，植兰清药苗于虾夷。是时汉医家之排拒科学的思想，一如吾国今日，是为汉医与西医竞争时代。千七百五十四年、至六十八年间，汉医山胁尚德，始解罪人之尸体，观其脏腑，发愤而作一书，名曰《藏志》。又立“再春馆”医黉于肥后，聘吉益东洞为教授。多纪安元、同元孝等，更设“跻寿馆”于江户，网罗当代之名家分任教务。多纪桂山授《素问》讲义，山田、桃井授《伤寒论》讲义，目黑道琢授《素问》《难经》讲义，服部玄广授《灵枢》讲义，加藤骏丈授《难经》讲义，田村、太田授《本草》讲义，小阪[3]、冈田授《经络》讲义，井上、龟田等授《儒籍》讲义。于是，汉医之徒，始得受秩序的教育。后二十有六载，幕府复命立江户医学，以陶冶人材。千七百六十八年，贺川玄悦研究产科，颇著新论，以是阿波侯征聘之，是为汉医进取时代。十九世纪初叶，德意志

[1] 野泽忠庵，指泽野忠庵。Christovao Ferreira（1580—1650），生于葡萄牙里斯本，1596年加入耶稣会，1608年派往长崎宣扬天主教，而17世纪日本传教形势极度恶劣，教士常遭受驱逐乃至杀害。1632年，Ferreira遭日本官府逮捕，在“穴吊”等严刑之下，被迫选择“叛教”，此事在欧洲天主教会引起轩然大波。后改名泽野忠庵，和衣和服在长崎娶妻生子，以日本人方式生活，留有天文学、医学著述。

[2] 宗吉，应为吉宗，指德川吉宗（とくがわ よしむね，1684—1751），日本江户幕府第八代征夷大将军（1716—1745在位），“享保改革”的推行者，被誉为江户幕府的“中兴之祖”。

[3] 小阪，目前常作小坂，指小坂元祐，擅长经脉腧穴，1810年纂辑成《经穴纂要》。该书作为《皇汉医学丛书》之一，民国时期在我国有一定流传。

人希保尔德[1]，至长崎宣讲医学。千八百三十年，足立长隽首倡西洋产科。四十八年，吉益圭齐再兴种痘法。五十八年，建私立种痘馆。六十年，派国民留学于和兰[2]。又二年，再派国民留学于英、俄、法三国。由是以往，下逮于今，为西医全盛、汉医式微时代。一盛一衰，天渊相判。缅彼扶桑，可为殷鉴。今我国当新旧交哄之际，诚宜淬厉精神，冒险进取，纳西方之鸿宝，保东国之粹言，讵能故步自封，漠然置之耶？《医报》负振聋发聩之责，导以智烛，警以晨钟，沟而通之，合而铸之，此开幕者之本旨也。[3]

署名作者蔡钟骏（1863—1912），字小香、号轶侯，江苏宝山江湾（今属上海宝山）人，蔡氏女科第五世传人，时任中国医学会会长。江湾蔡氏女科，从始祖蔡杏农（清乾隆年间）至今，已历九代，近200年的历史，蜚声沪上，驰名海内外。五世蔡小香先生便是其中的杰出代表，将蔡氏妇科乃至中医药事业发扬光大。蔡氏幼秉庭训，深研岐黄，承家传要旨，疗效卓著，以妇科名闻一时。其诊所位于上海老闸万福楼后和街（原北京东路596弄17号，今已拆除），以精为本，以诚立身，医术誉满江南。近期整理出版的《蔡小香医案》[4]《临证随录》[5]

[1] 希保尔德，目前通常译作西博尔德，指菲利普·弗朗兹·冯·西博尔德（Philipp Franz von Siebold，1796—1866），德国内科医生、植物学家、旅行家，日本器物收藏家。

[2] 和兰，指荷兰。

[3] 该“发刊辞”，依据署名，大多认定作者为蔡钟骏（小香），蔡氏女科后人、传人也一直将之视为重要文献加以收录。如蔡小苏主编：《莲开无声香自飘》，上海人民美术出版社2017年版；黄素英主编：《海派中医蔡氏妇科》，上海科学技术出版社2018年版，第16—17页；黄素英等编著：《蔡小荪》，中国中医药出版社2002年版，第294—296页；蔡庄、周珮青编著：《蔡氏女科经验选集》，上海中医药大学出版社1997年版，第115—117页；等。但亦有学者提出，从行文风格、观点主张、内容细节看来，该“发刊辞”为丁福保（字仲祜）及其弟子顾鸣盛（字宾秋）等越俎之作，参见邹西礼：《〈医学报〉（附〈医学公报〉）提要》，载段逸山主编：《中国近代中医药期刊汇编总目提要》，上海辞书出版社2012年版，第41—51页。在尚未进一步史料证实情况下，笔者依然采信“发刊辞”为蔡氏所作的观点。

[4] 参见（清）蔡小香著，金毓莉校注：《蔡小香医案》，上海科学技术出版社2019年版。

[5] 参见（清）蔡小香著，王海丽校注：《临证随录》，上海科学技术出版社2019年版。

《通治验方》[1] 等，可以窥察蔡氏轻清灵动的用药特点与“蔡一贴、九加一”的处方风格。

是时太后慈禧患疾，征召海内名医入京侍诊，江苏巡抚程德全（字纯如，1860—1930）深知蔡氏医术高明，有意推荐。蔡小香却谓伴君如伴虎，御医非美差，稍有不慎，则遭罪责；而今悬壶沪上，诊务繁忙，衣食俱足，正当为民解除疾苦的大好时机，遂婉言谢绝[2]。管中窥豹，可见蔡小香率真秉直的真性情。不慕权贵的同时，对于慈善救恤、资助教育等义举，蔡小香可谓罄其所有、不遗余力。如《民国江湾里志》载，“里中蔡氏自光绪二十三年起，每至冬间施送棉衣、棉裤兼施米票”[3]；“蔡氏学堂，在本镇新浜桥南，光绪三十年春蔡钟骏捐资创办，并建筑校舍，光绪三十三年停办；竞业师范学堂，光绪三十四年七月蔡钟骏捐资创办，即在蔡氏学堂旧址”[4]。因此，名医蔡小香的生平事迹，被多部地方志收入“德义篇”中。

> 蔡钟骏，字小香，兆芝子，诸生。家固世医，至钟骏业益昌大。岁以余资济施茕困，始终罔懈。凡艰巨之义举，恒创捐独任。光绪兴学之初，江湾尚无校舍，钟骏适建家祠，慨然促成，借设蒙学。三年乃并入他校。又念培材以师范为急，同时就上海设立专科，毕业者再。他如竞业、精武、南洋新公学等校，均输财助之。尝立医学会，合国内名医征课刊报，又创中国医院。苏抚程嘉其勇于为善，加劄延任。逾年，积劳而卒。[5]

---

[1] 参见（清）蔡小香著，张利校注：《通治验方》，上海科学技术出版社 2019 年版。

[2] 参见黄素英等编著：《蔡小荪》，中国中医药出版社 2002 年版，第 302 页。

[3] 钱淦总纂，颜小忠点校：《民国江湾里志》卷十《救恤志 · 救助》，上海社会科学院出版社 2006 年版，第 81 页。

[4] 钱淦总纂，颜小忠点校：《民国江湾里志》卷六《教育志 · 学校》，第 57 页。

[5] 张允高、钱淦等修纂：《民国宝山县续志》卷十四《人物志 · 德义》，载《中国地方志集成 · 上海府县志辑》第 9 册，上海书店出版社 2010 年版，第 607 页。亦见于钱淦总纂，颜小忠点校：《(民国）江湾里志》卷十二《人物志 · 德义》，第 112 页。

与家乡的诸多善行相比，蔡小香对于清末中医药的变革、中西医的汇通，作用与影响更为卓显。晚清适逢国家、民族危亡之际，有识之士开始“开眼看世界”，发现中国所面对的是“数千年未有之强敌”，意识到与强盛“外夷”相比，中国的积弱、贫穷已极。面对千古未有之变局，自强御侮、救亡图存成为近代中国的当务之急。何以自强？何以救亡？士大夫阶层中开明、先进的知识分子提出“借西洋之法以求日进于富强”等主张，即学习和引进西学。由此，中国原有的一元文化结构被彻底打破，中西两种异质文化形成并存之局面。此等情况下，如何对待和处理中西文化间的关系，成为近代中国所无法回避的重要问题。于中医药界而言，同样面临西方医学冲击和中医内部固守之存亡时刻。作为清末海上名医，提倡汇通中西医学的代表人物，蔡小香挺身而出，毅然扛起国家之重责。他创办上海医务总会、主持中国医学会、措资《医学报》、主编医学杂志、创立中国医院等，为近代中医药的变革和振兴殚精竭虑。

光绪三十二年（1906年）六月初十，沪上李平书、顾宾秋、周雪樵、蔡小香等医界名士31人筹建并发起，在张园安垲第召开第一次大会，“上海医务总会”宣告成立。入会者200余人，推举总董五人：李平书、陈莲舫、黄春甫、蔡小香、余伯陶。上海医务总会以“中医之凌夷腐败而亟宜整顿，外医之风墙阵马而急宜抵制”为宗旨[1]；开展主要工作：一为编纂教科书，二为开设医学堂，三为工程局卫生事宜，四为医院筹款。在清末，可谓“此中国医界空前绝后之举也”[2]。这些事务表明医务总会希望通过中医自身整顿、革新图强以抵制西医冲击的意愿。蔡小香是学会筹建者、重要实践者之一，主张吸取西医之长，补中医之不足，同时强调中医的主体地位，体现出强烈的民族意识。

[1] 参见佚名：《上海医务总会成立纪》，《医学报》1906年第50期，第2页。

[2] 同上。

次年，“中国医学会”[1]进行改组，蔡小香被选举为会长，丁福保、何廉臣、王问樵三人任副会长。继续以《医学报》为会刊，蔡小香负担报刊编印费用，蔡氏弟子王问樵接任报刊编务。蔡小香本人也纂写、选录了不少中医典籍，刊发于《医学报》，如《脉学精义》[2]《钦定四库全书提要医家类》[3]等。中国医学会则以“改良医学，博采东西国医理，发明新理新治法，收集广思益之效”为宗旨[4]。至1908年，学会有会员近300名，半数系外埠会员，学术影响从上海不断向全国乃至海外辐射。

革新鼎故之际，《医学报》“发刊辞”就产生于这一大背景下。首先，蔡小香借物竞天择的进化规律，指出“以进化与退化相竞，退化者得不为天演所淘汰哉？[5]”对当时中医界的老旧弊病无情鞭挞，指出泥古不化、保守排他的观念与西医吸收新知、日新月异的倾向相比，毫无疑问是退化，会为天演所淘汰。接着，以邻国日本为例，详细梳理西医取代汉医的过程，告诫我国中医人士绝不可故步自封。文末大声疾呼：“今我国当新旧交哄之际，诚宜淬厉精神，冒险进取，纳西方之鸿宝，保东国之粹言。”[6]可见，蔡小香主张中医学作为本民族的固有医学应极力保存，并审时度势采纳西医之长，做到东西方医学沟而通之、合而铸之，使之融会贯通，以此改进中医以利发展。

但事不遂人愿，在医学改良的实施方针、具体措施上，中国医学会内部发生严重分歧。丁福保及其弟子顾宾秋，在何廉臣的支持下，力主效仿日本模式，迅速使我国医学科学化、西学化，对王问樵口诛笔伐直至人身攻击，也引发会众的

[1] 中国医学会，1905年由周雪樵等始创，为近代全国性的医界学术团体。会刊《医学报》，前期由周氏本人主编，报馆开设地点在上海西门内孔家弄底周雪樵医寓内。而1907年的学会改组活动，周雪樵因赴山西未能参加。

[2]（清）蔡钟骏纂：《脉学精义》（连载），《医学报》1910年第2期，第1—4页；（清）蔡钟骏纂：《脉学精义》，《医学报》1910年第3期，第5—8页。

[3]（清）蔡钟骏选录：《钦定四库全书提要医家类》，《医学报》1910年第2期，第1—2页。

[4] 参见中国医学会：《中国医学会简章》，《医学报》1909年第103期，附张。

[5]（清）蔡钟骏：《发刊辞》，第2页。

[6] 同上书，第4页。

不满。经周雪樵、蔡小香等竭力调和无效，作为会长的蔡小香也不得不卷入其中。即便求诸诉讼，上海道判决之后，依然无法停止相互攻击。1910年秋，中国医学会终因内部分裂而解散，作为各自文墨阵地的《医学报》《医学公报》难免受累，先后停刊。而周雪樵于1910年、蔡小香于1912年分别先后去世，两位筹创者的英年早逝，更使得在近代中国曾经影响极其深远的医学会、医学报已无力回天，留给世人无限唏嘘。

第五节 “输入泰西医学之一大关键”：赵元益及其江南制造局翻译馆的译书事业

近代上海作为最早的开放口岸之一，是西方器物和思想引入中国的桥头堡。尤其在晚清政府庚申和甲午年两次大败之后，时人称“天津之约成而西籍内输，马关之和定而东文中渐。”[1] 格致新学大量输入国内，西方医学也作为新学之一被引入中国，以江南制造局翻译馆赵元益为代表的一批旧学根基深厚、精熟中医医理的知识分子参与其中，为中西医学的会通架构桥梁，居功至伟。

不同文明交流的初期，互通互译必是最重要的沟通方式。即使到了民国时期，如 1925 年 8 月 15 日，时任教育总长的章士钊在《创办国立编译馆呈文》中追溯晚清以来的译书历史，依然推崇江南制造局翻译馆的译介工作，“昔徐建寅、华蘅芳、李善兰、徐寿、赵元益、汪衡辈，所译质力天算诸书，扬徐李之宗风，贯中西之学脉，字斟句酌，文义俱精；由今视之，恍若典册高文，攀跻不及。”[2] 其中在医学领域，虽有合信等传教士十九世纪五十年代在广州翻译《全体新论》等西方医药书籍，但稍后江南制造局翻译馆的译者中，赵元益无疑是最重要的人物，正如其弟子丁福保评价乃师的翻译工作“为输入泰西医学之一大关键，至今学者犹宗师而俎豆之”。[3] 而陈邦贤《中国医学史》也称赵译使得“西洋的医学的输入，有一日千里之势。”[4]

[1] 雷缙编：《中外策问大观》学术卷二《刘邦骥答卷》，1903 年，转引自孙青：《晚清之“西政”东渐及本土回应》，上海书店出版社 2009 年版，第 105 页。

[2] 章含之、白吉庵主编：《章士钊全集》第五卷，文汇出版社 2000 年版，第 147 页。

[3] 丁福保：《历代名医列传》序，上海文明书局清宣统元年（1909 年）版，第 3 页。

[4] 陈邦贤：《中国医学史》，商务印书馆民国二十六年（1937 年）版，第 192 页。

一、家世生平

赵元益（字静涵），生于清道光二十年六月二十八日（1840 年 7 月 26 日），卒于光绪壬寅十一月二十五日（1902 年 12 月 24 日），江苏新阳信义镇（今昆山正仪）人。[1] 据江阴金武祥为赵氏家传集《新阳赵氏清芬录》所撰序言可知，赵氏为吴地名家，“敦善隆礼，比五世不陨厥声”。[2] 其先世自杭州移居上海，后又迁往昆山，最后定居新阳信义镇。

始迁至新阳信义的是赵元益高祖赵昶（1716—1795），字东嘉，号二知。起初受父田产五十亩，与同母兄弟二人均以孝悌出名，后一同迁居信义。赵氏以店业营生，力行节俭，中年后渐渐富裕，成为当地著姓。家境殷实之后，赵昶在地方文教和慈善两方面出力尤多。据家传记载，其“雅慕范文正遗风，有创建义庄之志”，“遇贫族婚丧事，即出资襄助；有清明无力祭扫、岁暮不能举火者，酌给钱米。至里邻亲串间有实贫之户，无不暗为赒恤。”[3] 乾隆乙亥年（1755 年），地方上遇到饥荒，赵昶出资施粥以与饿者。平居施衣施药，代赊代葬，修桥补路，诸善举有见必为，始终弗倦。且在收租时，往往从宽，遇到鳏寡孤独之户，则颗粒弗还也不过问。尝语人曰：“为善最乐，而为善必先读书。”[4] 赵昶少时好学，因早孤而辍学，但仍考究宋儒性理之学，至老弥笃，其乐善好施，也源自修齐治平之说。亲族子弟中，凡见有失学者即为购书籍，具脩膳，延师督课。到了光绪年间曾玄孙辈（即赵之骥赵元益两辈）时，仍仰承其遗志，增置义田，足见门风传世。而赵昶也得以江苏巡抚表彰，建庄立祠，春秋致祭[5]。

---

[1] 马一平《中国译林先驱和名医赵元益》等文均已提及，可参见《中华医史杂志》2016 年第 1 期。

[2] 金武祥：《新阳赵氏清芬录》序，见赵诒琛、赵诒翼等纂修：《新阳赵氏清芬录》，丁巳（1917 年）义庄重刻本，第 1 页。

[3] 赵诒翼：《五世祖考二知公述略》，《新阳赵氏清芬录》卷一，第 9 页。

[4] 同上。

[5] 参见赵诒翼：《五世祖考二知公述略》，第 9—10 页。

曾祖赵青来（1755—1818），字宸望，号朖庑，赵昶次子。乾隆丙申年（1776年），入新阳县学，为附贡生，此后累试不第，因父年高，兄长病殁，家务繁冗而放弃举业。其师事同乡翁仁发（号澹园）、魏思陔（名模）两位先生，博综经史，务为根柢之学。其中，翁仁发在乾隆七年62岁时由刘墉拔置第一，士林钦佩。翁氏除攻儒外，兼工医理。[1] 赵氏孝悌，长兄病故后，抚养寡嫂孤侄。晚年儿孙林立，于舍旁增拓三楹，额曰“高斋”，购书万卷，延名师设教。赵青来品谊纯粹，专务实行，不求虚誉，在当地颇具清誉。[2]

赵氏先后两代购书劝学的家学氛围，至祖父赵文彬，于嘉庆癸酉年（1813年）中举人。赵文彬（1780—1837），原名安止，嘉庆甲戌会试时改为文彬，字汇珠，号兰溪，又号觉松。幼聪颖，读书数行俱下，从同里魏思陔、徐西亭两先生游，二人曾是昆新当地“星溪诗社”的后起之秀。[3] 故“经史子集靡不毕览，于《选》理尤精熟”。[4] 赵文彬岳父为吴县周实兰，以名进士而隐居乡间，授徒讲学，故赵氏得其指点，在文词方面颇有造诣，书法也颇合当日科举风尚。道光丙戌（1826年），更以举人身份获大挑二等，担任徐州丰县教谕。任职期间，于当地文教贡献甚多，其主张“黉舍之兴废，系文风之盛衰，转移文风，学官责也”[5]，提倡捐俸禄修缮学宫，而对“无力从师者，不取修贽，朝夕督课，谆谆以敦品立学为训，培植士类，造就良多”。[6] 因病离职之时，当地数百人送归，泣哭惋惜不已。在新阳当地，赵文彬与其师魏思陔并称有清以来品学最著之二人。赵文彬去世后留下著作十数种，经兵燹散佚，仍留有文集二卷、赋一卷、诗稿三卷等。可见，赵文彬是新阳赵氏文名鹊起的关键人物。[7]

[1] 参见马一平主编：《昆山历代医家录》，中医古籍出版社1997年版，第92页。

[2] 参见赵诒翼：《高祖考朖庑公述略》，《新阳赵氏清芬录》卷一，第13—14页。

[3] 参见连德英等修、李传元等纂：《昆新两县续补合志》卷二十三《杂记》，民国十二年（1923年）刻本，第6页。

[4] 赵诒翼：《曾大父觉松公述略》，《新阳赵氏清芬录》卷一，第16页。

[5] 同上书，第17页。

[6] 同上。

[7] 参见赵诒翼：《曾大父觉松公述略》，第16—18页。

父赵之骥（1804—1847），文彬次子[1]，原名鸾书，字穆仲，号云卿。家传称其资性过人，伟躯干，寡言笑，年十八中秀才，道光己丑（1829年）补廪膳生，甲午（1834年）中举人，第二年会试时本已选中，后因名额超出而被裁去。主考潘世恩（潘祖荫祖父）大为惋惜，命将其试卷钞录示众以彰其名，同时延请其担任家塾教师。赵之骥会试失利后，仍被挑取担任誊录，留京供差，为来年会试准备，不幸母亲病故南归奔丧。到甲辰年（1844年）会试，虽被推荐，惜未中进士，获大挑一等，担任东河河工即用知县，在任颇受上司器重。丙午（1846年）冬回籍扫墓，第二年正月到省城苏州准备再次参加会试，因患湿阻气虚而止。至十月初三日竟以脚气冲心去世，年仅四十四岁。未展长才，时论惜之。赵之骥先后娶过两位夫人，赵元益为继配夫人华氏所生。[2]

影响赵元益一生的，不得不介绍其外祖金匮荡口华氏家族的情况。华氏是无锡当地望族，人丁兴旺且家道富庶，尤重文教，“藏书甚富”。[3]赵之骥英年早逝时，赵元益年方八岁。从赵之骥后期经历来看，可知父子相聚时间极为短暂。而赵元益的出生情况，在其表弟华世芳（1854—1905，字若溪）所撰的《表兄赵静涵小传》记载甚详，“信义距余家荡口仅一日程，余姑时归宁而痁忽作，以是兄即娩于余家……时东河君方会试不第留京师，旋大挑一等以知县分发东河，故余姑恒依余王父母以居，而兄朝夕侍侧，得余王父母欢。”[4]可见，赵元益出生于华家，此后也成长在华家。其父去世后，赵元益随母回到外祖父家，并跟从老师读书学习。据华世芳称：“余王父母暨余父母以兄之早失怙也，爱之尤挚，故教之益勤。”[5]同时，母亲也谆谆教导赵元益以读书为业，到二十岁（应是1859年）

[1] 到了这一辈，赵氏人才迭出，之骥兄弟四人有赵家“四马”之称，参见赵诒翼：《从叔祖均卿公述略》，《新阳赵氏清芬录》卷一，第36页。

[2] 参见赵诒翼：《先伯祖云卿公述略》，《新阳赵氏清芬录》卷一，第24—25页。

[3]（清）叶昌炽著，王立民校点：《缘督庐日记》第一册，丙戌（1886年）正月三日，江标（字建霞）之语，江标与赵元益同是华氏外甥，吉林文史出版社2011年版，第468页。

[4]（清）华世芳：《表兄赵静涵小传》，《新阳赵氏清芬录》卷二，第12页。

[5] 同上。

便考中秀才，从此益发奋力学。

赵元益成长过程中，家学熏陶极为关键。外祖父华沛恩，号味莼，又号琴樵，为贡生，精通医术，家藏“灵素以来医书百十种”，并亲手校录，赵氏自幼便习见外祖父疗治病人。鉴于母亲染病，辛酉年（1861年）为庸医所误而卒，赵元益“乃发箧治医方，尤笃信张仲景之法，为人治疾有奇效，名噪一时，远近争求之”。[1] 赵氏医术可以说得外祖父真传，且医德高尚，“能活人而不索贿”[2]。而舅父华翼纶（字赞卿，号篴秋）的影响，则更为直接。华翼纶生于嘉庆丙子年正月二十七日，道光甲辰恩科顺天乡试举人。[3] 担任过江西永新知县，当太平军进攻苏南时，组织乡里团练有效保卫荡口镇，而获朝廷奖赏。华氏文学书画造诣颇深，“私淑归有光、方苞、刘大櫆、姚鼐诸人，独好其文，复与侯桢、秦缃业等以古文相切摩，其为文原本诸子，折衷宋儒，理奥以精，文闳以肆”，留下《荔雨轩文集》等著作；其“为文及诗画皆磊落有奇气，尤工画山水，气韵雄放，直入元人之室”。[4] 赵元益成家后搬离华府，舅父华翼纶有诗送之，依依难舍、情真意挚，足显同居四十载甥舅之情[5]，亦见华氏对于赵元益人格、学术的造就。

前面提及华翼纶曾参与清军与太平军在苏南的战事，值得注意者，战乱对于江南及其上海，对于荡口华氏和赵元益本人都产生了巨大影响。太平天国带来的战乱和破坏，使得传统时代江南的中心城市（苏杭）衰落，而上海因缘际会快速崛起，大踏步走向近代化国际性的大都市。长达十多年的太平天国战乱中，大量难民避入上海租界，江浙两省绅商士庶丛集沪城，人才和资本向上海集聚，也带来了深刻的社会变迁。[6] 这一过程中，华翼纶虽一度率领团练使荡口镇未被攻破，

---

[1]（清）华世芳：《表兄赵静涵小传》，《新阳赵氏清芬录》卷二，第12页。

[2] 王德森：《赵静涵先生别传》，《新阳赵氏清芬录》卷二，第19页。

[3] 参见顾廷龙主编：《清代硃卷集成》99《华翼纶》，成文出版社1992年版，第199—208页。

[4] 刘声木撰，徐天祥校点：《桐城文学渊源撰述考》，黄山书社1989年版，第87页。

[5] 参见（清）华翼纶：《寄怀赵静涵甥》，《新阳赵氏清芬录》卷二，第34页。

[6] 参见周武：《边缘缔造中心——历史视域中的上海与江南》，上海人民出版社、上海书店出版社2019年版，第216—218页。

但战乱爆发不久，赵元益实际已随华氏移居上海，只不时往来上海荡口之间。此间，苏南旧家的藏书大量散出市上，赵氏不惜典当财物购置大量珍籍，留心校读整理，为其后来父子两代（与长子赵诒琛）成为藏书名家奠定了基础。[1] 太平天国之乱与此前遭遇的庚申之变，对当时中国社会的冲击、震撼，可谓前所未有。当时几乎“无人不为自强之言”，其直接目的便如曾国藩所言“师夷智以造船制炮”。同治四年（1865 年）成立的江南制造局，即意在学习洋人“机巧之器”，“以成中国之长技”。[2] 至同治七年（1868 年），李鸿章会同曾国藩奏陈江南制造局情形时，特别提道：“另立学堂以习翻译，盖翻译一事，系制造之根本……本年局中委员于翻译甚为究心，先后订请英国伟烈亚力、美国傅兰雅[3]、玛高温三名，专择有裨制造之书，详细翻出，现已译成……”[4] 不仅学习器物，还要懂得其中制造原理。随着洋务运动的开展，学习西方的内容步步深入，这也是赵元益进入江南制造局翻译馆的前史。

由上述赵元益的家世及其遭遇的近代变局可以看出，新阳赵氏和金匮华氏均为江南一带颇有名望的书香门第，正如金武祥为《新阳赵氏清芬录》序言所提及：“观其（新阳赵氏）孝友节义，足为人范，睦姻任恤，积厚流光，而乐志典坟，究心根柢之学，著书满家，尤好辑刊古籍及有用之书，即近时风气大开，静涵先生随使出洋，又久在沪译书，与西儒相讨论，而其宗旨又确守正学，不惑歧趋，不磷不缁，兀为中流砥柱。”[5] 金氏对赵元益的推崇，不仅在其翻译新学，重点仍在其旧学与守正。而这种旧学与守正，与其家世密不可分。

[1] 参见（清）缪朝荃:《诰授奉政大夫同知衔候选知县光绪戊子举人赵君静涵暨配孙宜人合葬墓志铭》,《新阳赵氏清芬录》卷二，第 21—22 页。赵元益父子藏书详情可参见江庆柏:《昆山赵氏图书馆——一个家族图书馆的分析》,《中国典籍与文化》1997 年第 4 期；朱琴:《赵诒琛藏书、刻书略述》,《山东图书馆学刊》2010 年第 5 期；等。

[2]（清）魏允恭编:《江南制造局记》卷二《建置表》，载沈云龙主编:《近代中国史料丛刊》第四十一辑，文海出版社 1973 年版，第 197 页。

[3] 傅兰雅实为英国人。

[4]（清）魏允恭编:《江南制造局记》卷二《建置表》，第 207 页。

[5] 金武祥:《新阳赵氏清芬录》序，第 1 页。

二、译述新知

赵元益进入江南制造局是在“同治己巳年”（1869 年），[1] 也就是翻译馆成立的第二年，由其表兄华蘅芳引荐。赵氏平日兼治算学，因此华氏进入制造局翻译算学著作后，便邀请表弟到局从事校译工作。[2]

江南制造局翻译馆的发展历史中[3]，无锡华蘅芳、华世芳昆仲，徐寿、徐建寅父子，是中国翻译家的代表。华蘅芳（1833—1902，字若汀），华翼纶之子，家学悠长。十四岁时“见插架有程大位《算法统宗》残帙，读而好之，中列飞归等题，世俗所谓难能者，不数日而尽通其法。时故员（指华蘅芳）之父方家京师，因购求《数理精蕴》及《九章算术》等书，命之肄习，由是所学益进……是时西学初入中国，钩辀诘屈，读而能解之者寥寥无几，故员独潜思冥索，洞烛扃钥，能推阐而发明之。”[4] 此后又与徐寿一同讲求博物之学，于声光化电各学互相讨论研习。咸丰十一年（1861 年），因“研精器数，博涉多通”，与徐寿同由曾国藩推荐，入其麾下效力。在安庆期间，与徐寿一起建造了中国第一艘近代轮船“黄鹄号”。太平天国战乱平定后，上海设立江南制造局，华蘅芳直接参与建造工厂、安置机器等事业。翻译馆开馆后，与徐寿分门担任翻译笔述，华氏担任算学、地质一类。在上海先后居住近四十年，译成西书十二种，一百六十卷。还先后在格致书院、两湖书院、竢实学堂等担任教职，承学之士，闻风兴起。其翻译的科学书籍，东南学子，几乎家有其书，于西学东渐可谓功不可没。[5] 当时，主要担任翻

[1]（清）缪朝荃:《诰授奉政大夫同知衔候选知县光绪戊子举人赵君静涵暨配孙宜人合葬墓志铭》，第 22 页。

[2] 参见（清）华世芳:《表兄赵静涵小传》，第 13 页。

[3] 翻译馆的历史概况，可参见王扬宗:《江南制造局翻译馆史略》，《中国科技史料》1988 年第 3 期。

[4]（清）杨模:《故运同衔升用府候选同知直隶州知州华蘅芳事略》，载（清）杨模编:《锡金四哲事实汇存》，清宣统二年（1910 年）刻本，第 12 页。

[5] 同上书，第 14 页。

译之一的洋人傅兰雅在《江南制造局翻译西书事略》称："溯江南制造总局设馆翻译西书之事，起于西历一千八百六十七年冬。成此一举，藉无锡徐、华二君之力为多；盖当时二君在局内为帮办之员，志尚通博，欲明西学。"[1] 而华世芳也在兄长华蘅芳影响下，阅读其秘藏书籍，因为对算学兴趣浓厚，也加入江南制造局翻译馆，在算学翻译及教学上颇费心力。[2] 赵元益则与之类似，由于算学方面的基础，加上表兄弟关系，被华氏引入江南制造局翻译馆，担任笔述工作。

赵元益进入江南制造局前后，该局已进入快速发展时期。上一节提到，同治七年（1868 年）设立翻译馆。[3] 到光绪元年（1875 年）十月十九日，时任江苏巡抚李鸿章和两江总督沈葆桢联合上《上海机器局报销折》，汇报制造局情形，列举制造局五项大的事业，包括轮船、枪炮、火药子弹等军工事业，已经能够制造机器，也有很多近乎民用的事业，如镕铜、炼铁、印书、印图等业务，同时增建厂房，"经营近十年，而后规模粗具"。奏折特意提到"翻译课士"一事：

> 西法兼博大潜奥之理，苦于语言文字不同，将欲因端竟委、穷流溯源，舍翻书读书无善策。该局陆续访购西书数十种，厚聘西士，选派局员，相与口述笔译，最要为算学、化学、汽机、火药、炮法等编，固属关系制造，即如行船、防海、练军、采煤、开矿之类，亦皆有裨实用。现译出四十馀种，刊印二十四种，借是稍窥要领，牖启高明；又挑选生徒数十人，住居广方言馆，资以膏火，中西并课，一抉其秘，一学其学，制造本原殆不出此。[4]

---

[1]〔英〕傅兰雅（John Fryer）:《江南制造局翻译西书事略》，载〔美〕戴吉礼（Ferdinand Dagenais）主编:《傅兰雅档案》第二卷《在上海江南制造局 1872—1896》，广西师范大学出版社 2010 年版，第 531 页。

[2] 参见（清）杨模:《华若溪同年哀词》，载（清）杨模编:《锡金四哲事实汇存》，第 18—19 页。

[3] 傅兰雅回忆，设馆译书的最早构想起于 1867 年冬，而由傅兰雅专办翻译之事则要到 1868 年 6 月中开馆，见《江南制造局翻译西书事略》，第 531、535 页。

[4] 顾廷龙、戴逸主编:《李鸿章全集》6《奏议（六）》，安徽教育出版社 2008 年版，第 413 页。

可见短短数年，翻译馆成果显著。翻译馆译书，担任口述的“西士”开始主要有伟烈亚力、傅兰雅、玛高温三人。据傅兰雅回忆，后来又加入金楷理、林乐知和中国人舒凤等，而担任笔译的中国人屡有更迭。[1]最主要者，有自建馆开始一直在馆的徐寿，赵元益也不同凡响。这种中外合译的模式，是近代早期翻译的常用方式，据傅兰雅记载：

馆内译书之法，必将所欲译者，西人先熟览胸中而书理已明，则与华士同译，乃以西书之义，逐句读成华语，华士以笔述之，若有难言处，则与华士斟酌何法可明；若华士有不明处，则讲明之。译后，华士将初稿改正润色，令合于中国文法。有数要书，临刊时华士与西人核对；而平常书多不必对，皆赖华士改正。因华士详慎郢斫，其讹甚少，而文法甚精。[2]

由此可见，担任中文笔述的译者在翻译中承担了极为重要的职责，尤其是早期这些西方译者，一般均非该学科的专家。[3]至于赵元益，傅兰雅称其“原通晓中国方书，因欲探索西医与格致，即改故业而来译书，开馆后三年即进馆，至今译成之医书格致等书不少。”[4]赵元益入翻译馆后（在馆时间有1869—1890年、

[1] 可参见元青、齐君：《过渡时代的译才：江南制造局翻译馆的中国译员群体探析》，《安徽史学》2016年第2期；齐君：《近代“笔受”译员群体探析——以江南制造局翻译馆为中心的考察》，《历史教学》（下半月刊）2017年第11期；等。

[2]〔英〕傅兰雅：《江南制造局翻译西书事略》，第546页。

[3] 参见孙青：《晚清之“西政”东渐及本土回应》，第313页。

[4]〔英〕傅兰雅：《江南制造局翻译西书事略》，第536页。傅氏此文写于1880年1月，对于赵元益的进馆时间，与缪朝荃《诰授奉政大夫同知衔候选知县光绪戊子举人赵君静涵暨配孙宜人合葬墓志铭》所记之1869年略有差异。而赵璞珊《赵元益和他的笔述医书》提出，赵元益自1865年起在江南制造局附设译馆翻译西书，时间应有误（实则江南制造局1865年创办，而附设之翻译馆创立于1868年），该文刊登于《中国科技史料》1991年第1期。

1894—1902年两个阶段)，参与笔述、校对的翻译著作达二十余种之多(列举仅是已出刊本)，主要参考宣统二年(1910年)《江南制造局译书汇刻》丛书[1]，按照时间顺序展示如下：

书　　名	撰著/编纂	口　译	笔述	校对	出版年代
化学鉴原	[英]韦而司	[英]傅兰雅	徐寿	赵元益	1872
汽机必以	[英]蒲而捺	[英]傅兰雅	徐建寅	赵元益	1872
海塘辑要	[英]韦更斯	[英]傅兰雅	赵元益	沈善蒸	1873
冶金录	[美]阿发满	[英]傅兰雅	赵元益	江衡	1873
临阵管见	[布]斯拉弗司	[美]金楷理	赵元益	孙鸣凤	1873
行军测绘	[英]连提	[英]傅兰雅	赵元益	沈善蒸	1874
化学鉴原续编	[英]蒲陆山	[英]傅兰雅	徐寿	赵元益	1875
儒门医学	**[英]海得兰**	**[英]傅兰雅**	**赵元益**	**徐华封**	1876
爆药记要	美国水雷局	舒高第	赵元益		1879
光学(附视学诸器图说)	[英]田大里	[美]金楷理	赵元益	沈善蒸	1879
井矿工程	[英]白尔捺	[英]傅兰雅	赵元益		1879
数学理	[英]棣么甘	[英]傅兰雅	赵元益	江衡	1879
西药大成	**[英]来拉、海得兰**	**[英]傅兰雅**	**赵元益**	**孙鸣凤**	1887
西药大成药品中西名目表	**未署撰著者**		**赵元益**		1887
内科理法	**[英]虎伯**	**舒高第**	**赵元益**	**孙鸣凤、程仲昌**	1889
水师保身法	**[法]勒罗阿**	**[英]伯克雷译，程銮、赵元益重译**			1896前
意大利蚕书	[意]丹吐鲁	[英]傅兰雅、傅绍兰	汪振声	赵元益	1898
物体遇热改易记	[英]瓦特斯	[英]傅兰雅	徐寿	赵元益	1899
法律医学	**[英]该惠连、弗里爱**	**[英]傅兰雅**	**徐寿、赵元益**	**赵诒琛**	1899

[1] 该表绘制，同时综合(清)魏允恭：《江南制造局记》；上海图书馆编：《江南制造局翻译馆图志》，上海科学技术文献出版社2011年版；王扬宗：《江南制造局翻译书目新考》，《中国科技史料》1995年第2期等相关材料。外国学者已标注国籍。

续表

书　名	撰著 / 编纂	口　译	笔述	校对	出版年代
测绘海图全法	［英］华尔敦	［英］傅兰雅	赵元益		1900
保全生命论	**［英］古兰肥勒**	**［英］秀耀春**	**赵元益**	**赵诒琛**	1901
行军指要	［英］哈密	［美］金楷理	赵元益		1901
农务要书简明目录		［英］傅兰雅	王树善	赵元益	1901
西药大成补编	**［英］哈来**	**［英］傅兰雅**	**赵元益**	**赵诒琛**	1904
济急法	**［英］舍白辣**	**［英］秀耀春**	**赵元益**	**赵诒琛**	1905

由上表可知，赵元益直接参与笔述翻译的著作，涉及内容极为广泛，按后世学科分类，大体包括数学、物理、化学、光学、军事、测绘、井矿、农学和医学等，在当时多属自强之学。而综观赵元益的译著，涉及医学的共九种（见表中字体加粗部分）。

江南制造局翻译的这批书籍，对于“学问饥饿”的晚清士子来说，被视为“枕中鸿秘”[1]。梁启超1896年撰写的《读西学书法》，评点当时所能看到的西学书籍时，给予赵元益在江南制造局参与翻译的著作十分正面的评价。仅以医学相关者为例，梁氏认为“局译有……《西药大成药名表》等书，西字、译音，二者并列，最便查检。所定名目，亦切当简易。后有续译者，可踵而行之也。”[2]并称赞：“译出医书，以《内科理法》《西药大成》为最备，《儒门医学》，上卷论养生之理，尤不可不读”。[3]对赵氏等的翻译工作甚为推崇，将之与明末西学东渐的杰出代表徐光启、李之藻相提并论，“惟制造局中尚译有科学书二三十种，李善兰、华蘅芳、赵仲涵[4]等任笔受。其人皆学有根柢，对于所译之书，责任心与兴味皆极浓重，故其成绩略可比明之徐、李。”[5]

［1］梁启超：《清代学术概论》，上海古籍出版社1998年版，第97页。

［2］梁启超著，夏晓虹辑：《〈饮冰室合集〉集外文》（下册），北京大学出版社2005年版，第1160页。

［3］同上书，第1162页。

［4］应作赵静涵，即赵元益。

［5］梁启超：《清代学术概论》，第97页。

赵氏的译著，同样受到医学界的极大关注与高度肯定。1916 年 8 月《申报》连载医学博士俞凤宾的文章《医学名词意见书》，评价近代以来国人翻译西方医学的情况，对于赵元益和傅兰雅合译的医书赞赏有加："吾国人吸收西洋医学智识，自美儒傅兰雅来华始，而首先翻译医学书者，为博通国学兼长医理之赵君元益也。其时，二子译成《儒门医学》《西药大成》等书，风行一世，至今传诵。今之译者，果有赵君元益其人乎？否则必须得旧学、中医具有门径之流，方可事半而功倍。"[1] 在俞凤宾等西医大家看来，赵元益的译书成就得益于旧学和中医的深厚根基，此正可为后世所沿袭。

三、良医明师

前文提及，赵元益在翻译馆任职时间是 1869—1890 年、1894—1902 年两个阶段，中断的近四年时间他跟随薛福成远涉重洋出使欧洲。赵元益自幼跟从外祖父学医，又鉴于母亲为庸医所误，故习医为人诊治。1888 年，赵元益中江南乡试第二十六名举人，次年会试失利后，便应同乡薛福成（赵氏自幼成长于无锡，薛氏为无锡宾雁里人）之招，加入使团，担任医官。

光绪十五年（1889 年）四月，薛福成奉命将出使英国、法国、意大利、比利时四国，但因兄长薛福辰病故，加之自己身患疟疾等病，推迟了出洋时间。直到十一月中旬到上海后，经良医诊治得愈，故买票定于十二月十四日乘坐法国公司"扬子"号轮船出行。然又得其前任使臣来电，当时德国、法国时疫正盛，无奈延缓一月，重新购买船票，乘坐法国"伊拉瓦第"号轮船正式出发，时间已是光绪十六年初。随行人员中，包括薛氏眷属、属官和仆从，多名随员，作为举人的赵元益也在其中。该使团中，后来成名的外交家甚多，如作为参赞的许珏、黄

[1] 俞凤宾：《医学名词意见书》(二)，《申报》1916 年 8 月 8 日第 17 版。

遵宪，随员还有钱恂、王咏霓，翻译学生有胡惟德等。[1]光绪十六年正月十六日的薛福成日记中还记录了傅兰雅纂《格致汇编》，托赵元益向其请序，而薛氏直接嘱咐赵氏代拟一稿，再加以修订而转交傅氏。从日记可知，薛氏对赵氏的拟稿十分满意，故全文录入序。从这篇序言可以看出，赵元益对傅兰雅颇为熟悉，在文中对其沟通中西之功特为推崇，称“西士傅兰雅先生，英国之通人也，航海东来二十余年矣，通晓中华语言文字，于翻译西书之暇，取格致之学之切近而易知者，汇为一编，按季问世。不惮采辑之烦、译述之苦，傅君之用心，可谓勤且挚矣”。[2]

在出使西欧四国期间，通过薛福成日记，可以找到一些赵元益思想或活动的轨迹。首先，光绪十六年十月二十五日记中，薛福成与赵元益讨论墨子之学。薛氏认为，《墨子》导西学之先者甚多，如“如第九卷《经说下》篇，光学、重学之所自出也。第十三卷《鲁问》《公输》数篇，机器、船械之学之所自出也。第十五卷《旗帜》一篇，西人举旗灯以达言语之法之所自出也”。[3]二人在诸子学与西学的对应上，所持观点非常接近。一则是晚清以来诸子学兴起的体现；再则近代中西会通的初期，以中学回应西学，诸子学的确占据了重要位置，而在科学领域墨子更是子学中的典型代表。

第二，游历欧洲期间，薛福成观察“西洋各国经理学堂、医院、监狱、街道，无不法良意美，绰有三代以前遗风”，[4]对医院在内的事务颇为关注，并给予好评。光绪十六年十二月二十日，薛福成记载德国“柏林医生寇赫，新得疗治痨症之法，系用金锈制成药浆，可杀痨虫，且能不使此虫复生，各国皆遣医官往习其法”。于是，薛氏“派医官赵元益静涵，驰往柏林；派翻译学生王丰镐省三，

[1] 参见（清）薛福成，张玄浩、张英宇标点：《出使英法义比四国日记》，岳麓书社 1985 年版，第 67—68 页。使团参赞随员的详细名单，可参见《英法义比参赞随员翻译名单》，《申报》1889 年 6 月 25 日第 2 版。

[2] 同上书，第 72 页。

[3] 同上书，第 252 页。

[4] 同上书，第 272 页。

伴之往。并令详纪路程及所见闻，以资考证。”[1] 寇赫即罗伯特·科赫（1843—1910），德国医生、细菌学家，世界病原细菌学的奠基人和开拓者。[2] 因为出身医生，科赫的细菌学研究不同于巴斯德始于化学的微生物学研究，而是专注于解决医学上的实际问题，其细致观察事物的才华，使得现代微生物学成为可能，与其同时代的人称之为“天才的工艺学家和细菌学家”。十九世纪七十年代，科赫开始研究炭疽杆菌，解开炭疽病之谜，在此基础上，很有信心地预言细菌学的研究可以控制传染性疾病。至1882年，科赫首次发现结核杆菌，进而研究结核病的诊断和治疗。[3] 1910年科赫去世时，史学家陈垣曾撰写传记《古弗先生》（即科赫）表示纪念。文中称科赫于1890年“又发明所谓‘土培尔克林’者，举世信之若狂，歌颂欢呼之声满市，反对者亦嬉笑而怒骂之。然‘土培尔克林’者，乃结核初期诊断所必需之法，不可磨灭。”[4] 这里所说者，应该即薛福成日记载录之史事。据玛格纳《医学史》称，正是这一年，科赫在第十届柏林医学大会上，“声称找到了一种物质可阻止试管和活体中结核细菌的生长”[5]，暗示已经找到了治疗结核病的办法。但实际上这里的活体是豚鼠而非人体，又因为豚鼠自然状态下并不感染结核细菌，只有用适当的方法接种才可致病。根据在豚鼠上试验的初步结果，大规模的人体试验尚未成熟。然而科赫不留神称其试剂为药物，若对科赫所言的仔细推敲本可避免媒体对科赫所作的治疗前景的一时性评价，但急迫的患者已等不及比照试验，歪曲的报道导致过高的期望。媒体立即称这种试剂“科赫液”“科赫素”“科赫水”，科赫称其制备液为“结核菌素”。[6] 结核菌素，英文称作 tuberculin，正是陈垣翻译的“土培尔克林”。科赫发明的这种不成熟试剂，

[1] 参见（清）薛福成，张玄浩、张英宇标点：《出使英法义比四国日记》，岳麓书社1985年版，第276页。

[2] 参见赵璞珊：《赵元益和他的笔述医书》，《中国科技史料》1991年第1期。

[3] 参见〔美〕洛伊斯·N·玛格纳著，刘学礼主译：《医学史》（第二版），上海人民出版社2017年版，第446—452页。

[4] 陈垣：《古弗先生（近人或译为阁氏）》，《中西医学报》1912年第3卷第5期。

[5] 〔美〕洛伊斯·N·玛格纳著，刘学礼主译：《医学史》（第二版），第454页。

[6] 同上。

当时被用来治疗结核病，初期虽有些效果，但进一步试验中，有肺结核患者因结核菌素无效甚至有害，恰如陈垣文中所讲，褒贬之声不绝于时。可惜者，薛福成"令（赵元益）详纪路程及所见闻，以资考证"，目前仍未找到相应记载。

此外，赵元益出洋途中依然笔耕不辍，暇时译成西方地理书籍若干种。而在医学方面，目前据笔者所见，赵氏尚有三篇介绍时人新译西方医学著作的文章，较少得到学界的关注。1891 年在傅兰雅主编的《格致汇编》第 6 卷秋季号上，刊登了赵氏的《万国药方后序》《割证全书外序》《易筋西经》三篇文章，其中《万国药方后序》文末自署"光绪十七年夏四月新阳赵元益识于英国伦敦中华使馆"，可知三文的创作时间和地点。其中以《万国药方》（*A Manual of Therapeutics and Pharmacy*）一书为例，该书是美国医士洪士提反（S. A. Hunter）所译，原为英国思快尔（Peter Wyatt Squire）所作的《英国药典手册》（*Companion to the British Pharmacopoeia*），1890 年由美华书馆出版印行[1]。《英国药典手册》在当时颇具盛名，据笔者所见，1894 年和 1909 年《英国医学杂志》上曾刊有该书书评，称其已连印 18 次之多，在当时医药从业者中是家喻户晓并乐于遵守的[2]。而《万国药方》曾于《格致汇编》第 6 卷春季号上刊登书讯，值得一说的是该书由李鸿章作序，成为当时一大卖点[3]。赵元益在《后序》一文中提到是洪士提反亲自将译稿邮寄相示，故为其撰文推介。赵氏自己翻译过《西药大成》等著作，故对于西药东渐颇有发言权，其在文中称："溯自中外通商以来，西药之贸迁来华者，其类至繁，西医之行道于中华者，又屡译其书，或阐明全体，或详述医法，或备载方药，由是华人始知有西医之法，可补中医之不足。"他盛赞洪氏译作对于中西药物交流的贡献，认为药物乃是"历数千百年以来，人各出其心思材力，旁搜博取，舍短用长，不以其功力相等而弃之，亦不以其来自远方而屏之"，这也正是

[1]〔美〕洪士提反译：《万国药方》，美华书局 1929 年重印本。

[2] *The British Medical Journal*, Vol. 1, No. 1746（Jun. 16，1894），pp. 1307；Vol. 1, No. 2510（Feb. 6，1909），pp. 342—343.

[3]《批阅新书 · 万国药方》，《格致汇编》1891 年第 6 卷春季号。

该书所作的因缘。当然从中可知，赵氏固然盛赞其价值，但归旨则仍着眼于以西医补中医这一层面。因此其对于该书的褒扬，还有一点便是着眼于书中不仅有对英国最新药物学的介绍，还增加了美国、印度和中国的药典内容，尤其是中国药物这一方面。赵氏称“此书所载药品，较之前此译述之书，详略互有不同。又特收中华之药至数十种之多，意者洪士提反君生长联邦，久居中土，习用本国之药，而我华植物又从采访得之，故所取独多耳”，其寄希望于中华本草自身的“重加删订”“去其薄劣，录其精纯”，如此方能有裨于医道，而非仅停留于西方药物之传入[1]。不过赵元益在英伦三年，终因水土不服而身患“腹疾”[2]。因此在薛氏任期结束回国后，赵元益返回江南制造局翻译馆继续任职。

赵元益自幼学习医理，加之翻译出大量西方医学著作，精通中西医学理论，留下了诸多其为人诊治的事迹。[3] 出国之前，当1881、1882年间，慈禧太后曾因病“诏令督抚保举知医之士”，李鸿章打算推荐赵元益，然到天津后，得知太后已经痊愈而报罢。[4] 虽未能进宫施展医技，但这样的推荐机会，一方面得益于赵元益属湘淮系精英，另一方面足见赵氏医术之高明。1897年，翻译馆同僚陈洙因病求医于赵元益，很快痊愈。1900年12月14、15、16日《申报》，名陈祥生的患者刊登广告“上池功深”，频频为赵元益的高超医术做宣传。其文称：

余五月间患气虚肿胀，诸医棘手，几叹草木能活人，则神农可以不死矣。迨后请赵静涵夫子，甫投剂则病根切中，再施治而厥疾便瘳，始知前此之药石罔灵者，特未遇有真医国手也。窃以世上劳攘气虚原不乏人，沪江湿地肿胀必有其类，余今复原，特登申新二报，匪特为先生添种杏，实则为同病指津筏，先生壶悬法大马路得善里二十六号门牌德源

[1] 赵静涵：《〈万国药方〉后序》，《格致汇编》1891年第6卷秋季号。
[2] 参见（清）华世芳：《表兄赵静涵小传》，第13页。
[3] 齐君《赵元益与近代中西医学交流》等文均已提及，可参见《史学月刊》2016年第2期。
[4] 参见（清）华世芳：《表兄赵静涵小传》，第13页。

行。陈祥生谨告。[1]

由此可知，赵元益当时在上海法大马路（今黄浦区金陵东路）设有诊所，医术令人信服。而在同一年，丁福保正式拜师赵元益，成为其受业弟子。日后，丁氏自述其与乃师的交往：1897年他任"竢实学堂算学教习，时著《算学书目提要》，谓先生所译之数学，理其深处，已寓微分之理。先生颇以余为知言，遂引福保为文字交"。[2] 1899年春，因《烈妇丁安人事略》而文字往来。1900年，丁福保到上海后，因"性喜习医，著《卫生学问答》，是时已刊行数年，而苦于无良师，屡见先生为人治病辄奏奇效，于是造先生之庐而受业焉"。[3] 赵元益会通中西，曾与丁氏回忆翻译馆期间和洋人的学术交往："同治初年，西士傅兰雅等相继来游吾国，傅君工于算，旁通医籍，余见彼等之长于医也，恒与之作竟夕谈，始知西国之医固秩然有序。"[4] 在赵元益这等明师的引导下，丁福保也逐渐成为中西医交流的关键人物。

译书、坐诊之外，赵元益还参与慈善事业、翻译社团以及格致书院等事务。如1895年，赵元益联合唐廷桂、郑官应、朱佩珍、经元善、钟天纬等二十五位上海缙绅，创设善堂组织"同仁公济堂"，《申报》刊登了禀告当局的文告：

敬禀者，窃绅等见高昌庙一乡，坐落上海县十二图，昔固荒烟蔓草之区，虽有村落，亦仅寥寥数家。自机器制造局由虹口迁移于此，工匠麇集，市廛鳞次，侨寓既久，莫不挈眷以来，至今生聚日繁，寄籍日众，地势亦日辟，稽核户口，已不下三四千家，居然有成聚成邑之象，实较边省州县有过之无不及。但地窄人稠，即不免疾疫时作，五方

[1] 陈祥生：《上池功深》，《申报》1900年12月14日第7版、15日第8版、16日第10版。

[2] 丁福保：《赵静涵先生家传》，《新阳赵氏清芬录》卷二，第15页。

[3] 同上。

[4] 同上书，第16页。

杂处，更不免风俗浇漓。凡养生送死之具，救灾弭患之方，以及化民成俗之规，均阙焉未讲。纵城中租界善堂林立，但相距既远，乞邻为难，阻隔城闉，鞭长莫及，其势不可无一善堂，道德齐礼而噢咻之。况工匠夫役，类多外来贫苦之人，弃婴需收养，嫠妇需保全，童蒙需设塾教诲之，老疾需抚恤留养之，伤病则需医药，死亡则需棺衾，暂则寄厝殡房，久则掩埋义冢，种种善举，迄未举办。虽蒙历任局宪置备水龙，设立医局、保甲、路灯、清扫等事，但善缘未广，缺陷尚多，必须就地筹捐，俾款项有着，挹注于不竭之源，庶善政能垂诸久远。拟创设善堂一区，名曰同仁公济堂，先行举办惜字义塾乡约、接婴恤嫠、施医给药、施赊棺木等事，俟捐款稍裕，其余逐渐扩充。此事全赖当代长吏巨公、地方贤良官宰作登高之呼，为众擎之倡，庶几乡曲共沐仁风，穷黎咸登衽席，是则馨香祷祀以求之者耳。绅等拟邀志同道合之侣，劝募集腋，诚恐无知匪徒藉端生事，阻挠善举，为特联名公禀，并拟呈开办总章六条，环求宪台批准施行，给谕开办。除公呈上海外，伏乞大人俯鉴舆情，维持善举。倘蒙惠分廉泉，为众善之倡，尤深感泐。专肃寸禀，恭请钧安。绅董唐廷桂等谨禀。[1]

由文告可知，公济堂主要针对因江南制造局而聚集的社群，故名称中有同仁二字。所办之事大体均是当时上海善堂、善会的主要功能，如收养弃婴、保全嫠妇、设塾教诲童蒙、抚恤留养老疾等，从中也可见赵元益仁者之心。

戊戌维新前后，赵元益还作为“协理”参与译书公会的发起，后来更成为该会的总理之一，呼吁启发民智。该会办有《译书公会报》，其中章太炎和杨模为主笔，意在“挽回风气、富国保民”，“以采译泰西东切用书籍为宗旨”[2]。同时，赵元益曾任上海格致书院的监理，主持院务。《〈格致书院甲午课艺〉弁言》表达

[1]（清）唐廷桂等：《照录善堂绅董禀道宪暨制造局宪稿》，《申报》1895年12月16日第3版。
[2]《译书公会章程》，《译书公会报》1897年第2期。

了赵氏在中西交冲大势下的学术和教育观点：首先，主张“学无论新旧，必以有益于世者为宗”；其次，对于人才培养，认为“新学日出而不穷，世变迭乘而愈亟”，因此与时俱进，“培植士林”“优加策勉”“乐育人才”方为要着。[1]

综观赵元益一生，译书介绍西方新知，始终是其最重要的工作。出洋期间，虽身患腹疾，仍笔耕不辍。回国之后，国势日趋恶化，参与维新社团、办报办学培养新式人才，也成为其重要的责任。扼腕痛惜者，1902 年冬，清末新政开展，京师亟需有经验之翻译人才，赵元益力疾赴京，但最终于十一月二十五日（12 月 24 日）因腹疾旧症，病逝于前孙公园锡金会馆。所幸赵氏子孙成才者甚多，长子赵诒琛（字学南），随父加入江南制造局翻译馆，参与笔述、校对多部译著，更是与父齐名的近代藏书大家。次子赵诒璹（字颂南），则游学法国，后来随出使大臣许珏出国，担任意大利、荷兰使署翻译官等，均继家风、承父志。[2] 而作为清末西医药传入我国的关键人物，赵元益及其赵氏家族尤其在江南制造局翻译馆开展的译书活动，对于近代中西文化交流、医药会通，均留下了丰硕成果和诸多思考。

（原载《中国出版史研究》2020 年第 3 期，署名裘陈江、杨奕望，
人大复印报刊资料《出版业》2020 年第 10 期全文转载）

[1] （清）赵元益：《〈格致书院甲午课艺〉弁言》，载王扬宗编校：《近代科学在中国的传播》（下），山东教育出版社 2009 年版，第 517 页。

[2] 参见（清）华世芳：《表兄赵静涵小传》，第 13 页；（清）缪朝荃：《诰授奉政大夫同知衔候选知县光绪戊子举人赵君静涵暨配孙宜人合葬墓志铭》，第 23 页。

后记

本书的研究隶属于上海市哲学社会科学规划“江南文化研究”系列课题，我所承担的“江南医药文化研究：明清海上医学的承启”项目（批准号：2018XAC006），结项成果等级被评为“良好”。两年多来，从研究的开展、成果的表达，直至书稿的出版，都得到了上海市社会科学界联合会和上海市哲学社会科学规划办公室领导与专家的全程指导与悉心关照。江南文化的系列研究，对于张扬上海文化品牌、推动长三角协同一体化发展，其学术价值不言而喻。

然就我而言，单纯的中医学科背景，面对很多问题经常无所适从，好在有课题组成员胡蓉、李明、裘陈江、谢朝丹、小友徐超琼的全力协助，导师吴鸿洲教授、邹振环教授的耳提面命，好友王颖晓、姚艳丽、小友张亚妮的鼎力相助，方才顺利推进。这自始至终，更得到了所在部门科技人文研究院刘红宁院长、吴志新书记、陈丽云副院长、张亭立副院长、叶进教授、梁尚华研究员等领导的关心扶持。

拙著的面世，要感谢上海世纪出版集团与上海书店出版社领导的大力支持，感谢吕高升先生的精心编辑。多年来家人的无偿付出、师友的无私关爱，更是铭记在心。中医人文社会科学的学术研究，路漫且长，大家的厚爱，给了吾辈学人克服困难、不断前行的源源动力。

杨奕望

2021年6月30日于上海中医药大学

图书在版编目(CIP)数据

明清江南儒医的守正与通变/杨奕望著. —上海：
上海书店出版社，2021.10
（江南文化研究）
ISBN 978-7-5458-2098-0

Ⅰ. ①明…　Ⅱ. ①杨…　Ⅲ. ①中国医药学-医学史-
研究-华东地区-明清时代　Ⅳ. ①R-092

中国版本图书馆 CIP 数据核字(2021)第 186419 号

责任编辑　吕高升
封面设计　郦书径

明清江南儒医的守正与通变
杨奕望 著

出　　版　上海书店出版社
　　　　　（200001　上海福建中路 193 号）
发　　行　上海人民出版社发行中心
印　　刷　常熟市文化印刷有限公司
开　　本　710×1000　1/16
印　　张　14.25
字　　数　150,000
版　　次　2021 年 10 月第 1 版
印　　次　2021 年 10 月第 1 次印刷
ISBN 978-7-5458-2098-0/R·11
定　　价　68.00 元